産婦人科医も知らない
妊娠の新事実

妊活に不妊治療はいらない

仲宗根康

ACHIEVEMENT PUBLISHING

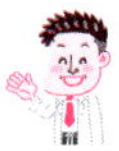

はじめに

「妊娠するための魔法の薬、欲しくないですか?」

そんな秘薬があったら、多くの女性が不妊治療という呪縛から解放されるはずです。

いや、そもそも「不妊」という単語すら存在しないかもしれません。

残念なことに、いまだ開発されていないようです。しかし、望みはあります。

そのレシピが、わたしの頭の中にあるからです。それをちょっとだけクライアントに試したところ、想像以上の成果を上げることができました。

やはり、「魔法の薬」は実現しそうです。

それを1人でも多くの女性に届けたくて、ノウハウとして書き記すことにしました。決めたはいいものの、言葉にするには困難を極めました。

なぜなら、わたしの頭の中にあるレシピは、誰かに教わったものではないからです。胚培養士としての経験と、整体師としての経験が、偶然にもシンクロして形成されたものだからです。

胚培養士が1個の卵子と接する期間は、長くても5日前後です。その5日間のあいだに、顕微鏡下ではじつに多くのドラマが繰り広げられます。

なぜ受精を拒否するの？
なぜ分割を途中でやめるの？
なぜ凍結されるのを嫌がるの？

卵子の無言の言葉に耳を傾け、いや目を見開き、その訴えを読み取る力が胚培養士には求められます。

しかし、ドラマの結末を見た胚培養士は、誰1人としていないようです。なぜなら、胚培養士のお仕事は、単なる作業と考えられているからです。わたしもその1人でした。

その時は突然やって来ました。病院を去り、整体師として活動を始めた途端、卵子が何を訴えたかったのかを知ることとなったのです。

人は誰しも1個の受精卵からはじまります。

つまり、人間の理解なくしては卵子の理解もなかったのです。培養室にこもって作業をこなす日々では、卵子の訴えが理解できなくて当然だったのです。卵子を人間として見ていなかったわけですから。

卵子は何を伝えたかったのでしょうか?

卵子は胚培養士と対話したかったのではなく、自分のカラダ、つまり母親となるあなた自身に話しかけたかったのです。

「産まれてくるまで、あなたのカラダの一部だよ」と。

やるべきことは必然でした。「卵子からのメッセージを伝えよう」「不妊治療を受けている人に真実を語ろう」「まだ治療を始めていない人のために、専門用語を最小限に抑え、数字やデータも大胆に省き、読みやすい物語として届けよう」と。

「不妊は病気ではない」

この言葉は、わたしが解釈した卵子からのメッセージです。

想像してみてください、

もし、あなたの子どもが、病気でもないのに治療されたら。

もし、あなたの子どもが、病気でもないのに薬漬けにされたら。
もし、あなたの子どもが、病気でもないのに病気というレッテルを貼られたら。

産まれてくるその瞬間まで、卵子はあなたと一体です。いや、あなた自身です。あなたが疑問に思っている治療は、当然卵子も疑問に思っているのです。

今の不妊治療では、卵子の声は完全に無視されています。卵子は、将来あなたの赤ちゃんになる存在です。その声を聴かずに、あなたは母親になることができますか？卵子が、卵子自身とあなたを守るために発している言葉を無視できますか？

この本を読み終えるころには、卵子からのメッセージが聴こえてくるはずです。楽しみにしてください。つらい不妊治療はもう終わりです。卵子が、今度は胎動としてあなたにメッセージを伝えてくるでしょう。

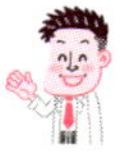

本書を推薦する言葉

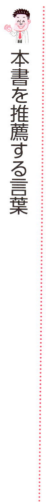

池川クリニック
院長　池川明

「ようやく会えたね！」「生まれてきてくれてありがとう！」
はじめて赤ちゃんを抱くお母さんの顔はどなたもまばゆいばかりに輝いています。

10年後を想像してみてください。
あなたの家族は何人になっていますか？
その子は何歳ですか？

不妊で悩まれている患者さんにこう尋ねると「子どもは2人で4人家族ですね」

「6歳と8歳の男の子です」などと、ほとんどの皆さんはうれしそうに答えてくださいます。自分では子どもが授かることを潜在意識ではわかっているようなのです。

わたしは26年前に産婦人科のクリニックを開業して以来、年間で約100件の出産を扱ってきました。そして、2001年に「胎内記憶」という言葉を医学界に発表し、研究を続けてきました。

そこで気づいたのは、赤ちゃんはお母さんを選んで生まれてくるということです。医学的に見れば、単なる卵子と精子の受精反応である生命の誕生も、それぞれに意思があり、お産には一人ひとり異なる物語があります。

本書はその物語の前奏曲と言えるかもしれません。出会うべくして出会う赤ちゃんを産んで、笑顔で豊かな人生を過ごすためにどうすればいいのかが書かれています。

仲宗根先生が論じる「ミトコンドリアが卵子の老化を左右する」という考え方は、これまで不妊治療の現場ではあまり触れられてきませんでした。

しかし、最近の研究で、約10万種類と言われるホルモンはＤＮＡで規定されているよりも、細胞質、とりわけミトコンドリアと深く起因すると明らかになってきました。この本で述べられている理論的な根拠は、医学的に見ても最先端の内容だと言えるでしょう。

また、方法論も的確です。本書に書かれているとおり、自然妊娠したい方は、化学物質や添加物を除いた食事とストレスを溜めない生活がいちばん大切です。ストレスは、妊娠だけではなく、出産後の子どもの成長にまで影響を及ぼすことが知られてきました。そして「不妊」にも深くかかわっていると考えられます。

産婦人科で主流のステップアップ治療に対する本書の考え方には、意見を異にする医者もいるかもしれませんが、わたしには現場に合った提言だと思えます。

ホルモン治療に使われる排卵誘発剤（クロミッド）は6ヵ月以上服用すると妊娠率が落ちることが知られています。むやみに使うべきではないと思うのですが、医者によっては結婚前の患者さんに処方してしまう例もあります。

不妊や月経異常に対するホルモン剤を含めた薬物使用に対する方向性は、本書では重要な位置を占め、参考にすべき内容になっています。

よい医者は知識や技術もさることながら、患者さんの側に立ってふさわしい治療法を考えます。ときにはその治療法がベストだとわかっていても、なかなかできない患者さんもいます。病気というものがそれぞれの方の人生でどのような意味をもつのかを考えれば、ベストではなくてもベターな治療を提案できます。

同じ考えはこの本の底流にも感じます。1冊の本で個別のアプローチはできませんが、信頼できる知識・技術に基づいた、無理なく誰にでも共通して効果のある方法がまとめられています。

不妊治療を考えられている方には、病院に足を運ぶ前にぜひ本書を一読してほしいと思います。そして、安心して赤ちゃんとの出会いを楽しみに待っていてください。

坂井医院　院長
（『「体を温める」とすべての痛みが消える』著者）
坂井 学

現代医療には大きな成果があります。その一方で、それ以上に大きな問題点もあります。年数を経るにつれて、医療の問題はむしろ根が深くなっています。

わたしは整形外科医として、この現代医療に疑問を感じてきました。「痛みのほんとうの原因と治療法」を求めて、生活習慣とエネルギーを重視した医療をおこなっています。

不妊医療という分野でも、同じ主張をしている著者がいることを知りました。それが仲宗根康氏です。

この本は、単なる不妊解消のハウツー本にとどまりません。現代医療の課題に、大きな石を投じた提言です。一読すれば、ほかの医療分野と同じく、不妊医療でも根本治療がおこなわれていない現実が見えてくるでしょう。

同じ症状を抱える患者さんでも、原因は一人ひとり異なります。本来の医療は、医師が患者さんの抱える症状の背景を把握して、何が原因なのかをしっかりと評価し、本質的な病因に対して治療法を提案しなければなりません。

整形外科の病気を例にとります。たとえば、椎間板ヘルニアによって痛みが出ると言われていますが、これは「カン違い」です。

ヘルニアがあっても、痛みがすっかり消えてしまった人がたくさんおられることが、事実です。つまり、ヘルニアという「かたち」の異常が原因ではありません。本当の原因は、「はたらき」の異常にあります。

「はたらき」に大きく影響するのが、血液循環です。私たちのカラダは間違った生活習慣やストレスなどにより、ダメージを受けます。すると、血液循環をよくするホルモン（プロスタグランジン）を増やして、ダメージを修復しようとします。修復スピードを早める鍵が、血液循環です。わたしは「温める」によって、血液循環をよくする治療法を提唱しています。実際に患部や末梢などを温めることで、頚《くび》、腰、股、ひざなどの手術を回避した患者さんは数多くいます。

仲宗根氏も血液循環をよくするために、水飲みと経絡調整を提案されています。実際に、経絡調整の方法を学ばせていただき、当院の治療に取り入れています。

不妊解消と言えば「子宮の温め」と思われがちです。子宮を温めることに、問題点は2つあります。ひとつは子宮は妊娠を継続させる器官であり、妊娠するために重要なのは卵子をつくる卵巣であること。もうひとつは、子宮は冷えていないことです。

膀胱炎や下痢、便秘などの症状があれば、直接腹部を温めます。そうでなければ、仲宗根氏の言うとおり腹部を温めるよりは、末梢（おもに足や下腿）を温めるのが効果的です。「女性＝子宮」という風潮が見られます。母性の象徴として子宮をいうことは悪くありません。しかし、医療的には別だと、言わざるを得ません。

医療に携わる人は実践者です。つねに治療方法を追い求め、磨き続けなければなりません。仲宗根氏は、まさに自らの理論を現場で実践して8割を超えるクライアントを妊娠に導かれてきました。その実績は本物で、わたしも来院された方の中で不妊に悩んでいる女性を仲宗根氏に紹介したこともあります。

情報が氾濫して、何が本質的によい治療法なのかが見えにくくなっている時代です。この本に書かれていることは、効果の出ている治療法です。また現代医療の抱える問題点の核心に迫る重要な提言でもあります。

ぜひ不妊に悩む方に広く読まれて、本質的な原因の解消と最適な医療の選択に役立ててほしいと願っています。

1分でわかる！ 不妊リフレ

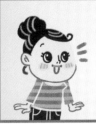

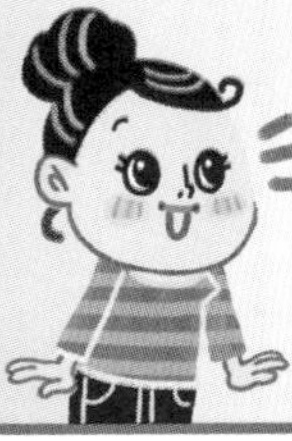

妊活につらい不妊治療は不要。
カラダの巡りをよくすれば、たちまち
妊娠体質になります。

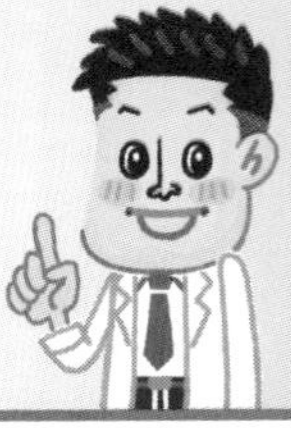

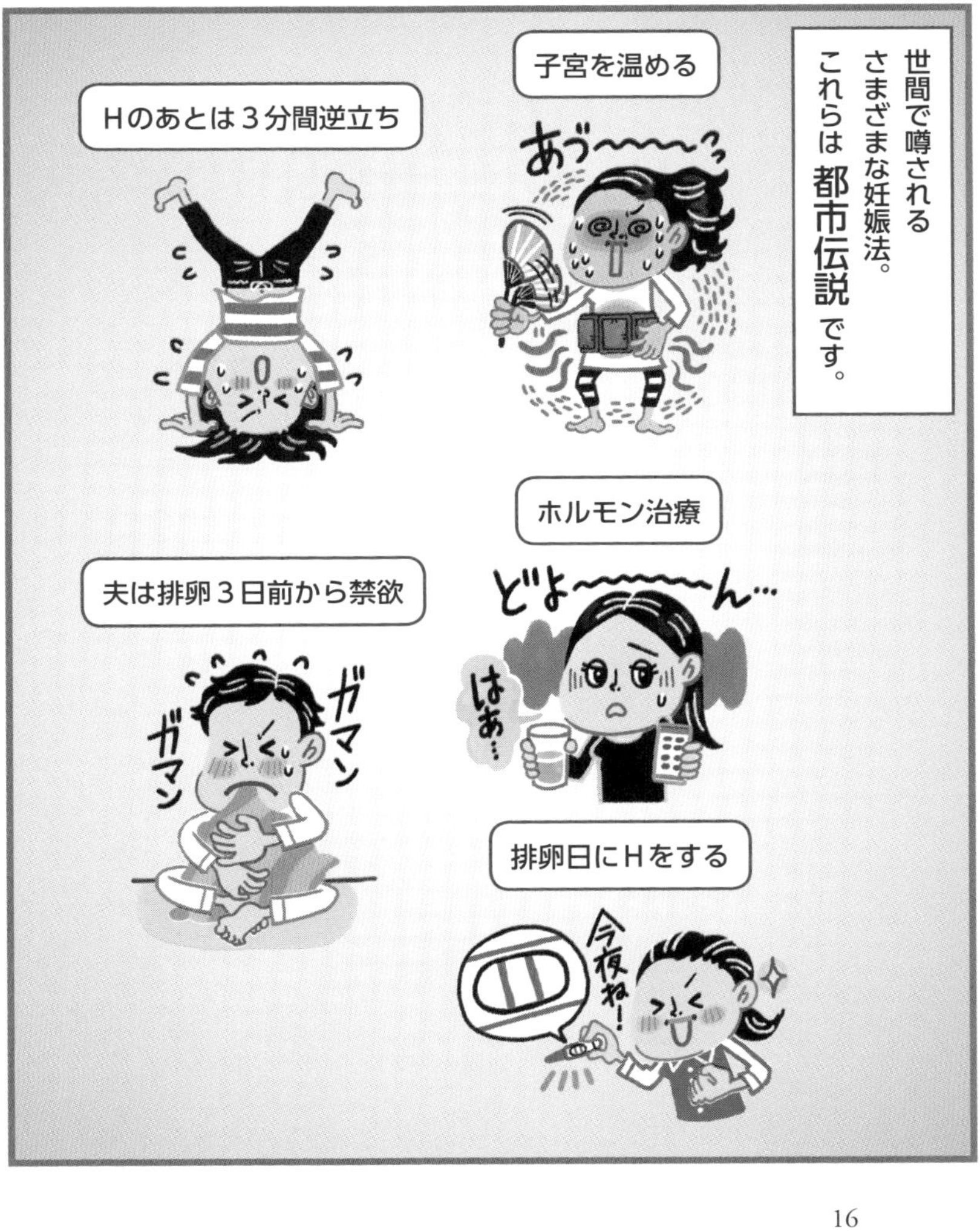

世間で噂される
さまざまな妊娠法。
これらは都市伝説です。
子宮を温める
あづ〜〜〜
Hのあとは３分間逆立ち
ホルモン治療
どよ〜〜〜ん…
はぁ…
夫は排卵３日前から禁欲
ガマン
ガマン
排卵日にHをする
今夜ね！

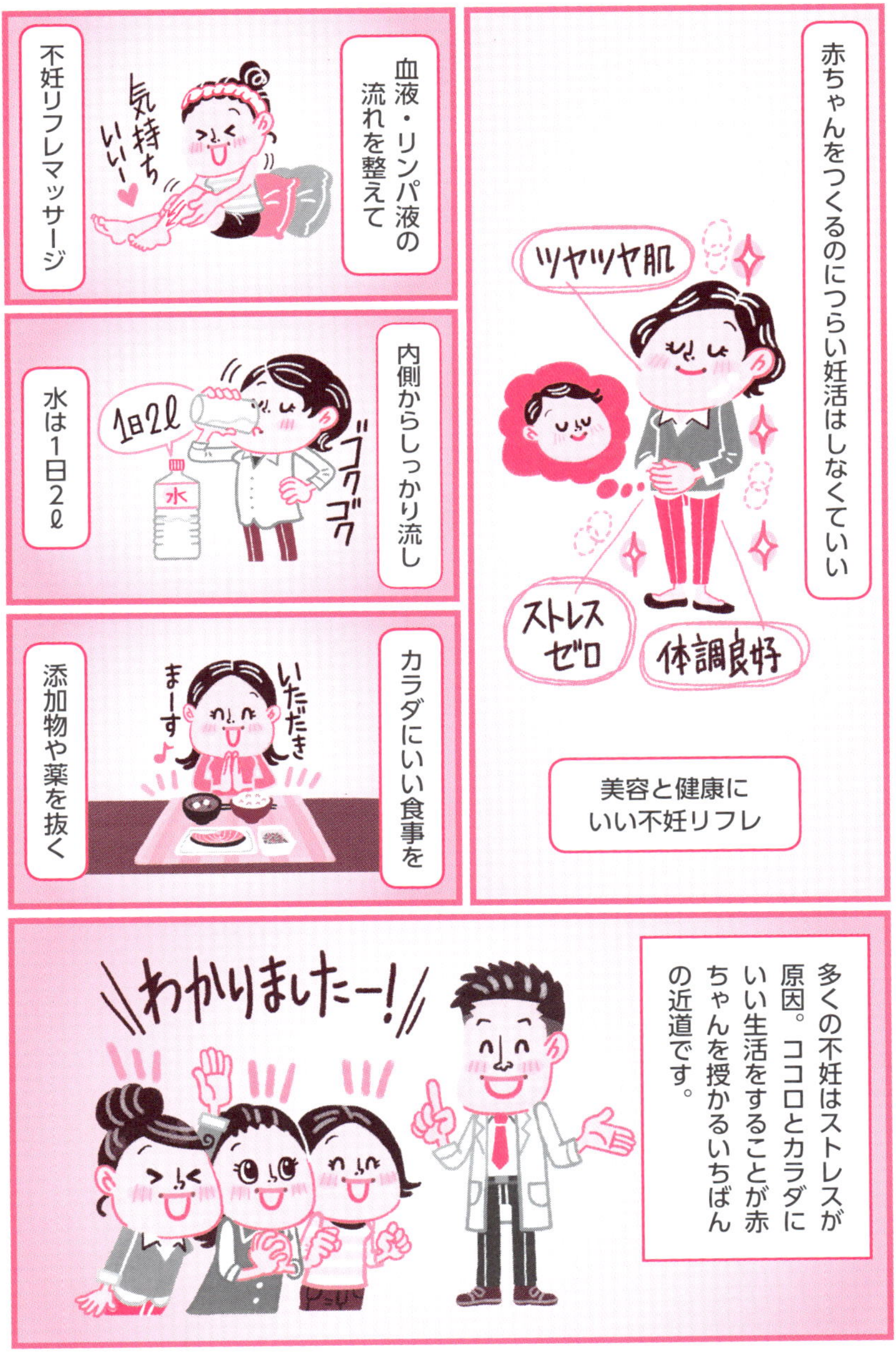
赤ちゃんをつくるのにつらい妊活はしなくていい
ツヤツヤ肌
ストレスゼロ
体調良好
美容と健康に
いい不妊リフレ
血液・リンパ液の流れを整えて
気持ちいい〜♥
不妊リフレマッサージ
内側からしっかり流し
ゴクゴク
1日2ℓ
水
水は1日2ℓ
カラダにいい食事を
いただきまーす
添加物や薬を抜く
多くの不妊はストレスが原因。ココロとカラダにいい生活をすることが赤ちゃんを授かるいちばんの近道です。
わかりましたー!

目次

第5章 不妊リフレで赤ちゃんができた人たち

第6章 何が正しいの？ 誤解だらけの不妊治療Q＆A

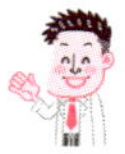

プロローグ　卵子が教えてくれたこと

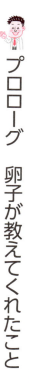

「コウノトリさん、あなたのおうちはココだよ～」
さわやかな秋空を見上げながら、心の中でつぶやいた。

「厄年も終わったことだし、今年こそ妊娠だ！」

そう誓ったのは4年前の元旦。気づけば、今年で42歳。

もうすぐ5年目に突入しそうだ。


妊娠がこんなにも難しいなんて、想像すらしていなかった。

若いときの避妊ってなんだったんだろう？

ネット、本、雑誌、お医者さんや友人のアドバイス。

調べれば調べるほど、何が正しいのかわからなくなってしまった。

産めない女なんて、価値がないのかも……。

旦那、両親、義理のお父さんお母さん、親戚。いろんな顔が浮かんでくる。

「また出てきた」

今度は思わず口に出してしまった。


心のつぶやき？

いや、悲鳴かもしれない。


頭の中ではネガティブな考えがグルグルと回っている。

これまで失敗続きで、身も心もボロボロだ。


ほんとうにわたしは変われるのだろうか――。

10月半ばを過ぎたのに、沖縄はこんなにも暑いのか……。

カンカン照りの太陽は、東京にいるときよりも近くに感じる。

「まだまだ夏の陽気だ。日傘を持ってきてよかった」

安堵しながら歩いていると、小さな白い建物が見えてきた。


本格的に不妊治療を受けはじめて3年半。4度の体外受精にも挑戦した。

結果が出ずあきらめかけていたところ、友人からこの整体院の噂を聞いた。院長が元胚培養士で**40歳以上の妊娠率は80パーセントを超えている**という。


はじめて聞いたときは「確率なんてウソだー」というのが正直な感想だった。

これまで何度その言葉にだまされてきただろう。

そのたびに失敗を繰り返し「わたしは産めない2割なの？」と、自分を追い込んできた。

ところが、ホームページにはこう書かれていた。

「妊活に不妊治療はいらない」

えっ？　どういうこと？

産婦人科医も知らない事実って？

何か引っかかるものがあり、予約を入れてから1ヵ月。この日がどれほど待ち遠しかったか。遠路はるばる東京から飛行機でやってきたのだ。

「こんにちは」

少し緊張しながら扉を押した。

内装は白を基調としたシンプルなつくり。

受付カウンターの奥でパソコンと向き合っていた男性がこちらを振り返る。

「宮本亜樹さんですね。お待ちしておりました。こちらへどうぞ」

男性はニコニコ顔で玄関の左手奥にあるソファを指した。

「よろしくお願いします」

軽く会釈《えしゃく》をして、スリッパに履き替える。


「仲宗根康です。宮本さんのことは聞いていましたよ」

この人が院長だ。やわらかい物腰の不思議な雰囲気をもっている。

「それでは、早速はじめましょう。**気まぐれなコウノトリからのメッセージ**をお伝えしますね」

えっ？　コ、コウノトリ？

一瞬、自分の耳を疑う。悪い冗談ではないのか。
「康《やすし》の字を取って、皆さんからコウ先生と呼ばれています。コウ先生だからコウノトリ。ご利益がありそうでしょ？」

軽いめまいをおぼえる。
旦那の理解を得て、わざわざ沖縄まで足を運んできたのに……。
こんな先生で大丈夫なのか？
暑さではなく、失望感から頭がクラクラした。

「コウノトリって話が少しファンタジーすぎましたかね。わたしは胚培養士として15

年間、精子と卵子を見続けてきました」

そう言いながら、コウ先生は目の前のソファに腰をかけた。

「どういうことでしょうか？」

「これからお伝えする不妊解消法はすべて、胚培養士として知った真実が基になっています。産婦人科のドクターも知らない、不妊治療の常識とは反対のものもたくさんありますが、1人でも多くの方に届けることが、ぼくの使命です」

先ほどとは一転、真剣な面持ちで熱く語りはじめた。

気持ちがちょっとだけ軽くなる。

少しは真面目な話が聞けそうかも……。

「妊娠しにくいと気がついたとき、最初に考えたことはなんですか？」

「う～ん、まずは産婦人科の先生に診てもらいました」

「そう、病院に行ったよね。ほかには？」

「あとはネットで情報収集したり、妊娠しやすいサプリメントを試したり……。とに

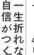

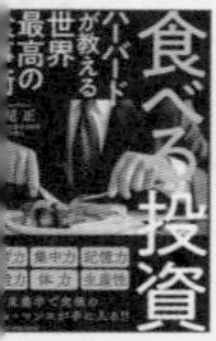

食べる投資　ハーバードが教える世界最高の食事術

満尾 正／著

最新の栄養学に基づく食事で、ストレスに負けない精神力、冴えわたる思考力、不調、痛み、病気と無縁の健康な体という最高のリターンを得る方法。ハーバードで栄養学を研究し、日本初のアンチエイジング専門クリニックを開設した医師が送る食事術。

◆対象：日々の生活や仕事のパフォーマンスを上げたい人

ISBN978-4-86643-062-1　四六判・並製本・200 頁　本体 1,350 円＋税

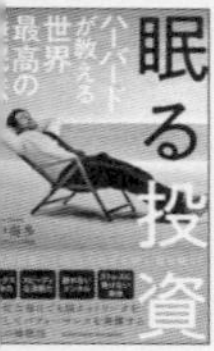

眠る投資　ハーバードが教える世界最高の睡眠法

田中奏多／著

昼の生産性は夜の過ごし方で決まる！ 一流のビジネスパーソンは“動くための休み方”を熟知している。超多忙な毎日でも睡眠に投資することで脳ネットワークを調整し、パフォーマンスを発揮。心と脳と身体を整え、究極の眠りを手に入れる方法。

◆対象：仕事でよりよいパフォーマンスを発揮したい人

ISBN978-4-86643-081-2　四六判・並製本・196 頁　本体 1,350 円＋税

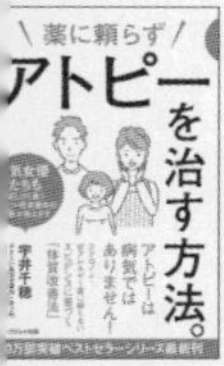

薬に頼らずアトピーを治す方法

宇井千穂／著

40 万部ベストセラーシリーズ最新刊！ 人気女優も足しげく通うアトピー性皮膚炎の名医が教える治療法を漫画入りでわかりやすく解説！ ステロイド・抗アレルギー薬に頼らない体質改善法を紹介。

◆対象：アトピーに悩んでいる人

ISBN978-4-86643-091-1　B6 変形判・並製本・188 頁　本体 1,300 円＋税

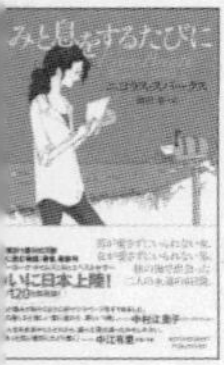

きみと息をするたびに

ニコラス・スパークス／著
雨沢 泰／訳

著者累計 1 億 500 万部！「ニューヨーク・タイムズ」でもナンバーワンとなった話題の一冊、ついに日本上陸！ 大人の男女が出会い、数十年の月日と大陸を超えた愛を伝える、一大恋愛叙事詩。

◆対象：ラブロマンスが好きな人

ISBN978-4-86643-078-2　四六判・並製本・352 頁　本体 1,500 円＋税

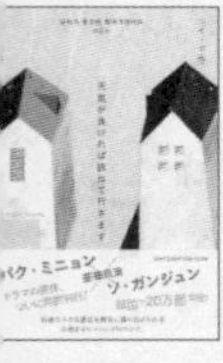

天気が良ければ訪ねて行きます

イ・ドウ／著
清水博之／訳

韓国で 20 万部突破！ パク・ミニョン × ソ・ガンジュン豪華共演のドラマ原作本、ついに邦訳刊行！ 心温まるヒーリングロマンス。傷つくことを恐れる人、傷つくことに疲れた人。それぞれが再び人生を歩み始めるまでの、心温まる愛の物語。

◆対象：韓国ドラマが好きな人、ラブロマンスが好きな人

ISBN978-4-86643-087-4　四六判・並製本・424 頁　本体 1,500 円＋税

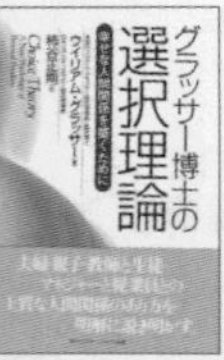

グラッサー博士の選択理論　全米ベストセラー！

～幸せな人間関係を築くために～

ウイリアム・グラッサー／著
柿谷正期／訳

「すべての感情と行動は自らが選び取っている！」
人間関係のメカニズムを解明し、上質な人生を築くためのナビゲーター。

◆対象：良質な人間関係を構築し、人生を前向きに生きていきたい人

ISBN978-4-902222-03-6　四六判・上製本・578 頁　本体 3,800 円＋税

かく『妊娠』『不妊』という言葉にすごく敏感になりました」

古い記憶の道を辿りながら懸命に言葉を紡《つむ》いでいく。

「それ、すごく自然な反応です。みんな同じ道を通ります。人によっては妊婦を見るのが嫌になってしまう人もいる。亜樹さんは、これまで集めてきた情報は正しかったと思いますか？」


いつのまにか名前で呼ばれている……。

ただ不思議と嫌な気持ちにはならないので、突っ込まないでおこう。

「いいえ。妊娠できていないので……」

言葉を発した瞬間、気持ちが少しだけ沈んだ。

気まずくなって、テーブルのさんぴん茶が注がれたグラスに手を伸ばす。

「ごめんなさい。過去を掘り返すつもりはないんだ。不妊治療の常識について話をしたくって」

急にうろたえて話すコウ先生に少しおかしくなる。

意外と繊細な人なのかもしれない。

親身さが伝わり、好感を抱いた。


院内にやさしくリラクゼーション音楽が流れている。

「たとえば、一般に言われているタイミング法って、排卵日に性交するのが普通だよね。でも、ほんとうは**排卵日の２日前がベスト**なんだ」

「えっ、そうなんですか？」

思わず背筋が伸びる。

「ほかにも『子宮は温めろ』って聞いたことは？」

「あっ、はい。そう思っていました。それも誤解なんですか？」

「そうだね。**子宮は温めないほうが着床しやすいね**」

まっすぐに目を見すえながら、コウ先生はニコニコ顔で答える。

わたしってじつは不妊治療のことをよく知らないのかもしれない……。

「理由はこれから説明していくね」

そういうと、１枚の紙を手渡された。

「このシートを記入してもらえるかな？」

不妊度をチェックしてみましょう！

次の９つの質問に答え、当てはまる◯の数を数えてみましょう。

- □ 週1回以上、コンビニ弁当を食べている
- □ 週1回以上、スナック菓子などのおやつを買っている
- □ 毎日の水の摂取量は1リットルより少ない

□　平熱が36・5℃以下

□　朝からだるいと感じることが多い

□　食事の量に変化はないのに太ってきている

□　排泄《はいせつ》がすっきりしない（便秘になりがち）

□　肌のつや、ハリがなくなってきた

□　すぐに疲れを感じるようになった

○の数×10パーセント＝不妊度

答えがすべて○なら、あなたの不妊度は90パーセントです。

1つでも当てはまれば、不妊について誤解していることがあります。

えっ？　わたし全部当てはまってるかも？

のどの奥からこめかみにかけて、ジンとくる、嫌な電流が流れた。

緊張や不安を感じたときのサインだ。

「安心してね。ここのクライアントは8割が妊娠しているから」

そう言われても……。

「妊娠報告も全国からほとんど毎日届くんだよ」

壁に貼られたクライアントの声を見た。


「不妊治療を真剣に考えていましたが、2ヵ月弱で自然妊娠できました」

「1ヵ月経たないあいだにカラっと元気にスタイルまでよくなりました」

「何をやめるべきか、何をやるべきかが明確になり、行動が変わりました」

「夫婦の絆が深まり、産後も仲良く協力し合うようになりました」

「自分だけじゃなく、多くの方がこの情報を知って妊娠されますように」


どうやらこの整体院では、きれいになって妊娠できるらしい。

でも、自分にもできるのだろうか……。

「これから教える不妊リフレは、卵子を観察して発見したことが基になっている。きっとコウノトリが卵子の声を聴くように教えてくれたんだ。なんてね」

これまでの不妊解消法とは少し違うかもしれない。
わずかな希望と失った自信のあいだで気持ちが揺れる。

コウ先生は冷静に、しかし、これまでよりもやさしい口調でゆっくりと言った。
「どれほど不妊に悩み、どれほど不安に駆られていたとしても、卵子はいつでも味方でいてくれるよ。あなたを愛し、赤ちゃんが欲しいという願いを叶えようと一生懸命なんだ。その声に気づければ、きっとお子さんを挟んで家族3人、手をつなぎながら笑い合って歩く姿が現実になるでしょう」

たった1つの出会いから人生が一変する。
そんな出来事は小説の世界だけで起こるのではない。

いままで何度も失敗し、自分を追い込んできた。
挫折するたびに女としての自尊心を失った。

でもようやく出会えた。
この小さな整体院との出会いが、家族の運命を変えることになるとは。
訪れる人は誰一人として予想できないだろう――。

第1章

不妊治療の真実

「コウノトリ整体院」

小さく書かれた看板を前に、わたしは迷っていた。
昨日「不妊解消法は、明日からゆっくり教えていきます」と告げられた。
そのときは楽しみで仕方がなかった。
しかし、夕方に病院から届いた1通のメールによって気持ちが一変した。
体外受精の経過報告である。

もし、無事に受精ができていたら、分割確認へと進むことができる。
悪い報告なら、その時点で終了する。
スマートフォンに目を落とす。
不妊治療の値段がまとめられたサイトを改めて確認した。

さまざまな不妊治療法

不妊治療法	目安の金額
タイミング法	3,000円～10,000円
ホルモン療法	5,000円～20,000円
人工授精	10,000円～50,000円
体外受精	200,000円～800,000円
顕微《けんび》授精	体外受精の料金＋50,000円～100,000円
凍結胚移植《とうけつはいいしょく》	体外受精の料金＋100,000円～200,000円

※各治療は生理周期に合わせて３回（３ヵ月）以上試すのが一般的です

体外受精費用50万円。これが、たったの2日で消えるかも。
もう4回目だ。残った成果は何もない。
再チャレンジしたければ、次の生理を待つのみ。
そして、また50万円を払って同じことを繰り返すのだ。

「受精卵は0個でした。次の生理がはじまったらご来院ください」

今回もたった1行の報告だった。
ここのところ2回連続で受精できず、イヤな予感がしていた。
そろそろ辞めようかな……。
逃げ出したくなる。
病院からも辞めどきを示唆するカウンセリングを受けていた。
でも大好きな旦那や両親のことを考えると、あきらめきれない。
焦りばかりがつのる。

わたしは誰のために妊娠したいのだろう……。


「いらっしゃい！」

亜樹の憂鬱《ゆううつ》な気持ちを吹き飛ばすように、目の前のドアが勢いよく開いた。

「ごめんごめん、驚かせちゃったね。ドアの前で立っているのが見えたから」

コウ先生が満面の笑みで立っている。

「いえ、こちらこそ……。すみません、ぼーっとしてしまって」

「迷っているの？」

「えっ？」

「『不妊リフレなんて意味ないんじゃないか』とか思ってたのかなーって」

「いえ、そんなことは……」

「大丈夫！　最初はみんな不安になるものさ。まずは今日の話を聞いてみて」

「えっと……。は、はい！」

ここで断ることもできず、おずおずと整体院に入った。

奥の部屋に足を踏み入れると、大きな黒板が目に入る。

整体院に？　黒板？

気にする素振りもなく、コウ先生は水の入ったペットボトルを手に取ってひと口含むと、説明をはじめた。

「不妊リフレでは知識と実践の大きく2つの学びに分かれるよ。

今日のレクチャーでは、不妊治療に対する知識を高めてもらう。

明日は具体的な実践方法だ」

そう言いながら、チョークを手にすると、カカカッと勢いよく板書する。

不妊は病気ではない

不妊は不妊症であって、不妊病ではない。

便秘症や冷え性と同じ。

なんらかの原因があって妊娠できない状態を表現しているにすぎない。

だから、旦那の精子の状態が悪ければ、その女性は不妊症って言われちゃう。

女性側になんら問題がなかったとしても。


「えっ？　なんだかとっても不公平ですね」

説明を聞いて、思わず本音が出る。

「そうかもしれないね。でも、パートナーを矯正するより、今の自分にできることに集中するのが、最も結果の出る妊娠パターンだよ」

たしかに言いたいことはよくわかる。

でも、今日までそれを病院で続けてきたつもりなのだ……。

「亜樹さんはいままでどんな治療を受けてきた？」

突然の質問に、ハッと我《われ》に返る。

「病院から言われたとおり、ステップアップ治療をしてきました。はじめは旦那と一緒に検査を受けて、とくに異常はなかったので、タイミング法を教わって。そのあと人工授精を７回やったけどダメでした。いまは体外受精に挑戦しています。これまで４回やってきたけど、受精反応があったのは一度だけです」

「ありがとう。でも焦ることはないよ。ステップアップ治療で成果が出ないのには、はっきりとした理由があるから」

「どういうことですか？」

「ステップアップ治療で**不要な治療に時間とお金を浪費するケース**がとても多いんだ。亜樹さんの場合、まず人工授精はやらなくてもいいステップだったね」

山ほど疑問が湧いてくる。

それに答えるかのように、コウ先生は黒板にクルリと背を向けた。

ステップアップ治療は意味がない!?

不妊治療はステップアップ治療が一般的だよね。

まず、女性側の検査を徹底的におこなう。

そして検査と並行して、タイミング法の指導がはじまる。

タイミング法がうまくいかないと、卵巣を刺激してより多くの卵を育てるために、ホルモン補充法が追加される。

それでも妊娠しない場合は、いよいよ人工的な治療法がスタートする。

人工授精、そして体外受精へと進んでいくんだ。

①各種検査

②タイミング法
③ホルモン補充法
④人工授精法
⑤体外受精法

「亜樹さんはホルモン治療を受けてる？」

「はい」

「検査でホルモン値に異常が見られたの？」

「いいえ、妊娠しやすい体質をつくるためです」

「じゃあ、今すぐやめてね」

「えっ？　どういうことですか？」

ホルモン補充法が不妊体質をつくる

最初に誤解のないように断っておく。

元々ホルモンバランスが乱れていれば、それを整えることは必要。

これから述べることは、ホルモンバランスの正常な人が、より妊娠しやすくなることを目的におこなうホルモン補充のことだよ。


なぜ正常な患者にホルモン補充をおこなうの？

誰もが同じ答えを言うかもしれないね。

「より妊娠しやすくするため！」だよね。

ホルモンによって、質のよい卵子がたくさんできる。

より着床しやすい子宮環境がつくられる。

これらはカン違いなんだけど……。


そもそもホルモンってなんだろう？

ホルモンを卵子や子宮の栄養剤のように思っている人がたくさんいる。
でも、残念ながらホルモンにそんな能力はない。
ホルモンは単なる伝達物質。

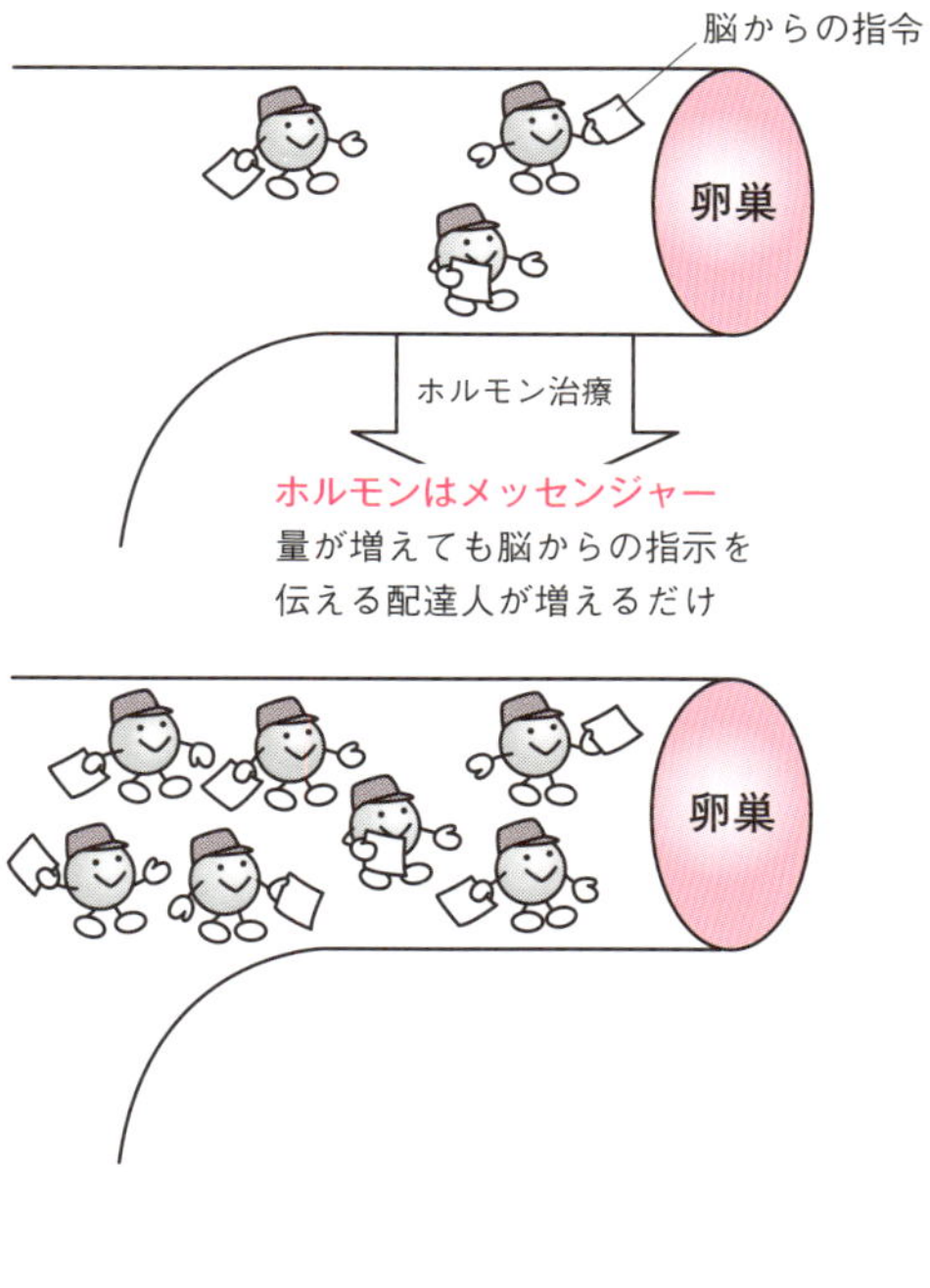

脳が性細胞に指示を出すときのメッセンジャー。
それがホルモンの役割だ。

脳は、ホルモンという物質を使って卵巣や子宮が何をすべきかの指示を出す。
その指示に従って卵巣や子宮はそれぞれの仕事をおこなう。
女性ホルモンは卵子の栄養素ではない。とても大事なところだよ。
ホルモンの量が増えても卵子の質がよくなるわけではない。
強制的にホルモンを加えると、マイナスの影響さえ出てしまうんだ。

元々、ホルモンは卵巣で使われるよりも少し多くつくられる。
そして余ったホルモン量から、どのくらい新しく分泌するかを調節している。
そこに必要以上のホルモンを大量に投与したらどうなると思う?
カラダは新しいホルモンを生成しなくなる。
すると、更年期症状が起こったり、30代前半で閉経してしまう人もいる。

ホルモン補充とは、脳が卵巣にもっと働くよう拡声器で怒鳴り散らす状態だ。

自然状態では1個しか育たないはずの卵胞が、数個、数十個と育つ。

今度は増えすぎた卵胞の数を補うだけの栄養が不足する。

1個1個の卵子は栄養不足になる。


「ホルモン補充を続けていると、最悪、一生妊娠しないカラダになってしまう可能性もあるよ」

コウ先生が最後に添えた言葉に衝撃を受けた。

病院の言うことが正しいと信じてやってきたのに。

わたしは、なんて恐ろしいことを続けてきたのだろう……。

人工授精は不要な治療法

人工授精は、洗浄・濃縮《のうしゅく》処理した精子を子宮の中に注入する方法だ。

でも、これって普通の性交を人工的にしているだけだよね？


自然妊娠が困難なとき、人工授精を医者に勧められる人は多いと思う。

それは大間違いだよ。

人工授精は必要ない治療だから。

結論を言っちゃうと、人工授精が適用されるのは2パターンだけ。

セックスレスか膣から子宮への通り道である**子宮頸管《けいかん》に問題がある場合**だけ。

問題とは、頸管粘液（排卵日前後のおりもの）が少ないとかね。

でもそれって、一般的な不妊検査で調べているはず。

フーナーテスト（別名：ヒューナーテスト、性交後検査）と言われるけど。

この検査で問題がなければ人工授精は適応しないはずだよ。


穏やかに、でもはっきりとした物言いをする先生だ。

「でも卵子に近いところへ精子を入れるわけだから、少しでも妊娠の確率は上がるんじゃないでしょうか？」

自分のやってきたことが間違いだった。事実を認めたくなくて思わず反論する。

「そう考えがちだけど……」

人工授精は妊娠率を下げる!?

膣内に精子と精液が射精されると、精子だけが子宮内を泳いでいく。

つまり、自然状態では子宮頸管により精子と精液が分離される。

そこで人工授精では、妊娠に必要な精子だけを選り分けなくてはいけない。

この人工的な作業が問題なんだ。

ちょっとした薬品を使ったり、遠心分離器で精子を強制的にグルングルン回したりするもんだから、精子が傷ついちゃう。

実際に処理前と処理後の精子を比べたら、**寿命に差**が出てくるんだ。

だから**人工授精は逆に妊娠の確率を下げてしまう**んだ。

「そうは言っても病院から人工授精を勧められたら、なかなか断れないよね。実際にやる人が多いのも事実だから、その対策を教えておこう」

◎病院から人工授精を勧められたら……

「体外受精はハードルが高い」

そう思っているのであれば、1回くらいは人工授精をするのもアリ。

心の準備が必要だものね。

ただ、**タイミング法と併用する**こと。

「先生、タイミング法は続けてきました。でも、赤ちゃんができないから人工授精にステップアップしたんです」

また、こめかみにジンとした痛みが走った。
この先生はわかりきったことを言っている。
ネットで調べれば、必ずステップアップ治療のことが書かれている。
当然、タイミング法も人工授精も知っている。
不妊に悩む人はみんなわたしと同じ道を辿っているはずなのだ。
病院が勧める方法に間違いなんてあるはずがない。

コウ先生は答える代わりにニッコリ笑って、ふたたび板書をはじめた。

ほんとうのタイミング法とは?

病院では、排卵日に夫婦のタイミングを合わせるよう指導される。
言葉的には当たっているけれど、やり方は大間違い。
精子と卵子には、それぞれの受精に適した期間がある。

精子は射精から5日間、卵子は排卵から24時間以内が受精可能だと言われる。

この期間のズレが重要になるんだ。

いちばんいいのは、排卵する前に精子が子宮内に待機している状態だよね。

すると、ほんとうのタイミングは、排卵日ではなく排卵日前になる。


「でも、排卵日前ってわかりませんよね？」

まだ納得できず、続けて質問する。

「だって排卵日って、卵胞《らんぽう》が破裂したからこそ病院のエコーで確かめられるわけであって、その前の日を知るなんて不可能じゃないですか？」

「だよね」コウ先生はあっさり認めた。

「だよね、じゃないですよ。本末転倒な論理じゃないですか」

「つまり亜樹さんは、いや、亜樹さんだけでなく、みんな排卵日の前を知りたいわけだ。しかも手軽に。そんな都合のいい方法って、あるのかな？」

コウ先生は少し考えさせるような間を取り、図を書きはじめた。

タイミング法の救世主

タイミング法を成功させる最強の味方が**排卵検査薬**（排卵チェッカー）だ。
薬局で買えるし、尿で簡単に検査できる。
この検査薬を使えば、排卵日前がピンポイントでわかる。
そのためには検査薬の説明書は無視してね。

ほとんどの排卵検査薬にはこう書いてある。
【薄い線が出たら、マイナスです】
つまり『薄い線だとタイミングじゃないですよ～』という説明書きがある。
でもそれは無視していい。
薄くでも線が出た日がほんとうのタイミング。
それが排卵検査薬の邪道にして効果的な使い方だ。

なんで排卵日じゃないのに、正しいタイミングなんだろう？
どうやら図に小さく書かれたＬＨサージという言葉が関係していそうだ。

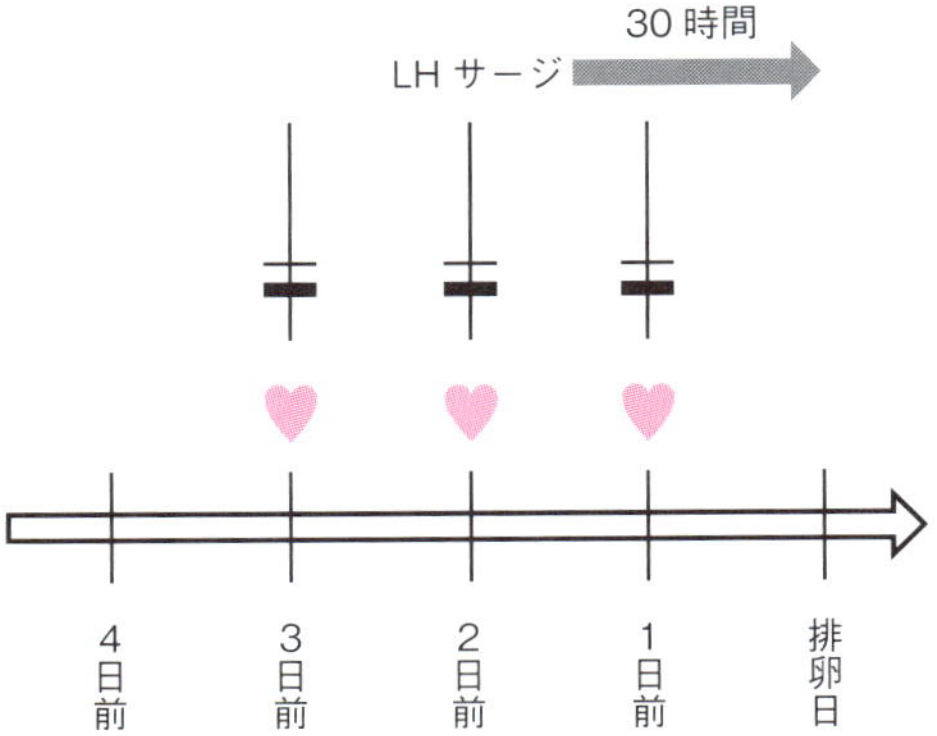

「卵子は理由もなく排卵するわけじゃない。少し専門的になるけど……」

柔和《にゅうわ》な表情でレクチャーを続けていたコウ先生が、はじめて少しだけ眉間《みけん》にしわを寄せた。どう説明しようか迷っているのだろう。

たしかにここまでの話はわかりやすかった。わたしが知識を増やすことよりも、結果を手にすることを第一に考えてくれているのだろう。

難しいことをわかりやすく教えてくれるのだ。

同じ目線で不妊をとらえようとしてくれるコウ先生への感謝が湧いてきた。

子づくりのベストタイミング

排卵はその30時間前に脳下垂体《のうかすいたい》から分泌される**LHサージ（瞬間的に放出される黄体形成ホルモン）**が引き金になっている。

LHサージが血液中に大量放出されるのは1時間とも言われている。

そのあいだの尿で検査しないと正確なプラス反応は出ない。

ただし、排卵の3日くらい前から薄く検査薬で反応が出るんだ。

薄い線が出ただけだと、それが排卵の3日前なのか、2日前なのか、前日なのかまではわからない。


でも、精子の受精可能期間は5日間だったね。

薄く線が出た日に性交すれば、排卵日には子宮内に精子が生き残っている。

ただ、細かな原理より使い方をおぼえてほしい。

「排卵検査薬の反応が薄くでも出たときが、子づくりのベストタイミング！」

これで〇Kだよ。


うなずきながら、確認するようにつぶやいた。

「人工授精もその3日間に合わせたほうがいいんですね」

「そういうこと。だから、人工授精に挑戦するときも、必ず自分で排卵検査薬を使って、今言ったタイミング法を実践してね」

「エコー検査じゃダメなんですか？　病院ではいつもエコーで排卵日を教えてもらいました」

「よし、それじゃあ、排卵日前を知る方法について、それぞれの特徴を書いておくから、参考にするといいよ」

◎基礎体温の測定

基礎体温のチェックによる排卵日の予測は手軽にできる。

ただし、あくまで過去のデータを蓄積しての予測だ。

いまひとつ正確性に欠けてしまう。

ピンポイントで排卵日前を知る方法としてはバツになる。

◎エコー検査

卵胞の大きさを計測して、排卵予測をおこなうのがエコー検査だ。

ただ、卵胞の大きさと排卵のタイミングには個人差がある。
ピンポイントで排卵日前を予測するのは難しい。
また、より正確に知るには排卵を確認してから、という病院も少なくない。
エコー検査だけに頼ると、かなりの確率でタイミングを逃すことになる。

カリカリという板書の音が静かに響く院内で、真剣にメモを取る。
自分も不妊治療についてはそれなりに勉強してきた。
ただ、今日この場で教えられていることは常識とは真逆のことばかりだ。
決して難しいことは言われていないのだが、理解が追いつかない。
思い込みが先行しているのだろう。

顔を上げたところで板書の音が止んだ。

「人工授精とタイミング法の説明が長くなっちゃったけど、何か質問ある？」

コウ先生がくるりと振り返って尋ねた。

「排卵日の3日前から毎日子づくりするっていうことですが、それだと禁欲できませんよね？」

「そーだよ」コウ先生は当たり前のように答えた。

「じゃあ、次は禁欲について説明するね」

禁欲は妊娠率を上げる？

禁欲の目的は「より多くの精子を確保するため」だよね。

でも、**精子は普段からたくさんストックされている**んだ。

だから1回の射精で空っぽにはならない。

それどころか**溜めすぎると受精に使えないものが増える。**

自然現象を考えると当然だよね。古くなった細胞は劣化する。

胚培養士のとき、ある計測をしたことがある。
クライアントの旦那さんに1時間毎に3回射精してもらったんだ。
精子の数と運動率を比較すると、3回とも精子の数に大差はなかった。
反対に運動率は1回目より3回目のほうがよかった。

禁欲はしないほうがいいんじゃなくて、してはいけないんだ。

驚きの事実だ。
頭ではわかる。しかし、なんとなく腑《ふ》に落ちない。
今日の学びは、自分の知っていることとはあまりにもかけ離れているのだ。
細胞レベルで妊活を考えること。
それはいままでとは違う、柔軟な見方で不妊をとらえることだ。
不妊解消の意外なハードルは、考え方を変えることかもしれない。
「さっそく旦那にも教えてあげよう」
手帳にペンを走らせながら真剣な声でつぶやいた。

「では、ステップアップ治療の最後、亜樹さんが挑戦している体外受精について説明しよう」

そう言いながら、コウ先生は汗をぬぐって机の上のペットボトルに手を伸ばす。

気づけば、もう2本目だ。

ずいぶん代謝のいい人だな、と思わず笑みがこぼれる。

病院選びより培養室選び

まず**卵管を取ってしまったり、卵管が詰まっている人は体外受精をすべき**だ。

また、**旦那さんの精子が極端に少ない場合**も精子を1匹ずつ卵子に入れていく顕微授精という道があるよ。

そして、**治療費を払ってでも早く妊娠したい人**も体外受精の適応に入る。

なぜなら、いままで妊娠できなかった理由がカラダのどこかにあるからね。

原因究明に時間を費やすより、現代医療の力を借りてしまおう。

1日でも早く赤ちゃんと出会えたほうが幸せでしょ？


また**体外受精の成功率は胚培養士にかかってる**と言っても過言ではないよ。

なぜならほぼすべての工程を胚培養士がおこなうからね。

こう言うと、たくさん広告を出していたり、有名なドクターのいる病院がよさそうに思える。


でも、大きな病院だから優秀な人材がたくさんいるとはかぎらないから。

広告の大きさや医者の知名度は関係ない。

体外受精の**病院選びは培養室選び**だと考えるといいよ。

じゃあ、よい培養室をどう選べばいいのか？

よい培養室選びとは、よい胚培養士選びにほかならないんだ。技術力を基準にすると、見分け方のポイントは2つある。

1．無刺激あるいは低刺激による採卵を実施している病院

体外受精をやる前には、ホルモン剤で卵胞を刺激して卵子の数を増やすことが多い。たくさん採卵できたほうが、培養して育つ確率が高くなると思われているからね。

でもどのような治療段階でも、ホルモン剤の使用は控えたいわけだ。病院によっては、母体への負担を考えてホルモン剤を使用しない**無刺激**、もしくは使用しても少量の**低刺激**で体外受精をおこなっている。

この方法を採用できる病院は、よい胚培養士がいて、1個〜2個の採卵でも培

養できる実力があるってことになる。

2. 急速凍結法を導入している病院

聞き慣れない言葉かもしれないけど、ステップアップ治療の最終段階に位置しているのが凍結胚移植だ。

体外受精では、受精させた卵をすべて子宮に戻すわけじゃないんだ。必要に応じて受精卵を凍結することがある。液体窒素《ちっそ》で凍結させて、保存しておけば、次の生理周期や2人目の赤ちゃんが欲しいときに使用できるよね。

そのために凍結させる方法は、かかる時間によって大きく2つに分かれる。

機械を使ってゆっくりおこなうのが緩慢《かんまん》凍結法。

胚培養士がすばやくおこなうのが**急速凍結法。**

これまでは緩慢凍結法が主流だったんだけど、急速凍結法が開発されてから、解凍後の回復率もほぼ100パーセントと格段に上がったんだ。

ただ、これには卵を扱う感覚がよくて手先が器用な胚培養士が必要なんだ。

導入していない病院も結構たくさんある。


ということで、**無刺激法（低刺激法）**と**急速凍結法**の2つを押さえている病院はよい培養室をもっていると言える。

どれか一方だけでなく、両方がポイントね。

それから言うまでもなくステップアップ治療を実施していない病院だよ。

あっ、ポイントが3つになっちゃったね。


あまりの情報量に時間が経つのも忘れてノートを取っていた。

気がつけば、すっかり日が沈んでいる。

でも、不思議と疲れは感じていない。

明日はいよいよ実践編かと思うと、わくわくしてくる。

「だいぶ時間がオーバーしちゃったね。最後にいちばん大事なことを伝えるよ」

ペンを握る手にも力が入る。

聞き逃すまいと動きを止めて、コウ先生の言葉を待った。

「不妊治療でもっとも難しいのは着床後、つまり**妊娠の継続**なんだ」


どういうことかしら？

わたしは体外受精4回のうち3回は受精しなかったのに。

「亜樹さんが体外受精で受精反応があったのは一度だけだったよね？」

「はい、そうです」

「きっと治療が長引くにつれて、**卵子が劣化**しているんだろうね」

卵子の劣化……。
聞いたことのない言葉に混乱した。
老化ではなくて？
コウ先生はニコニコしながら卵の絵を描き始めた。

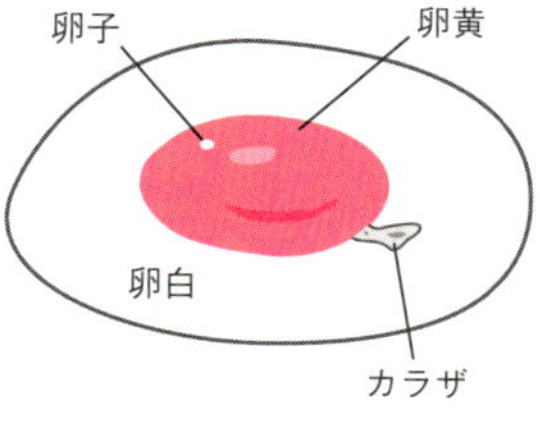

「生卵をよ〜く見ると、卵黄の中に白いものがある。それがニワトリの卵子だ」
「白いひもみたいなやつですか？」
「それはカラザっていう、卵黄と卵白をつなげるものだね。卵子は卵黄の表面にある1ミリくらいの白い点だ。それ以外は卵子のための栄養なんだ」

「そんな小さなものが分裂してひよこになるんですね」

「そういうこと。人間も卵子が分裂して着床するまでには莫大な栄養が必要になるんだ。では質問だけど、栄養はどうやって運ばれてくる？」

「血液を流れてきます」

「正解。細胞は**血液、リンパ液（血管からにじみ出た血液）、組織液**といった**体液**によって運ばれてきた栄養素を取り入れる。卵子も細胞のひとつだよね。同じように栄養素を受け取り、老廃物を排出している」

「それと劣化がどう関係するのでしょうか？」

「もし体液がよどんでいたら？」

今度は川のような絵を描いた。

不妊解消の本質は体質改善

じつは、**腕のいい胚培養士なら9割は体外受精で受精させることができる。**

それでも妊娠できない人がいる理由は、卵子が劣化しているから。
体液がよどんでいると、卵子に十分な栄養が届かない。

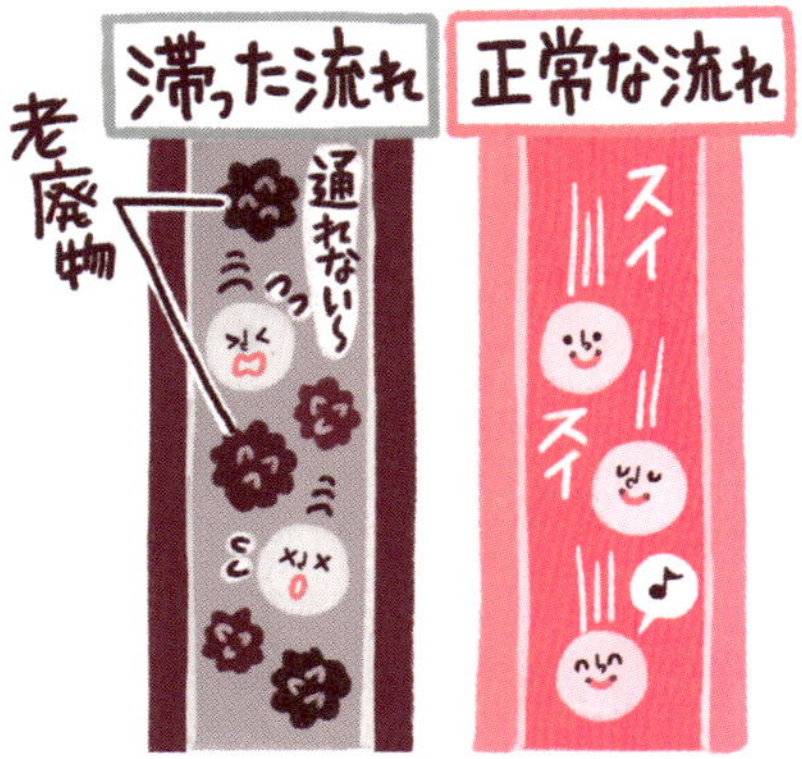

ぼくが繁殖学を学んでいたときに、こんなレポートを読んだことがある。
若い牛の卵子と老いた牛の卵子をそれぞれ体外受精させる。
当然、受精しやすいのは若い卵子だよね。

次にそれぞれの染色体（ＤＮＡ）を入れ替えて培養・移植する。

すると、**ＤＮＡの年齢に関係なく、若い卵子の細胞質を含んだ卵のほうが妊娠・出産まで至った**んだ。

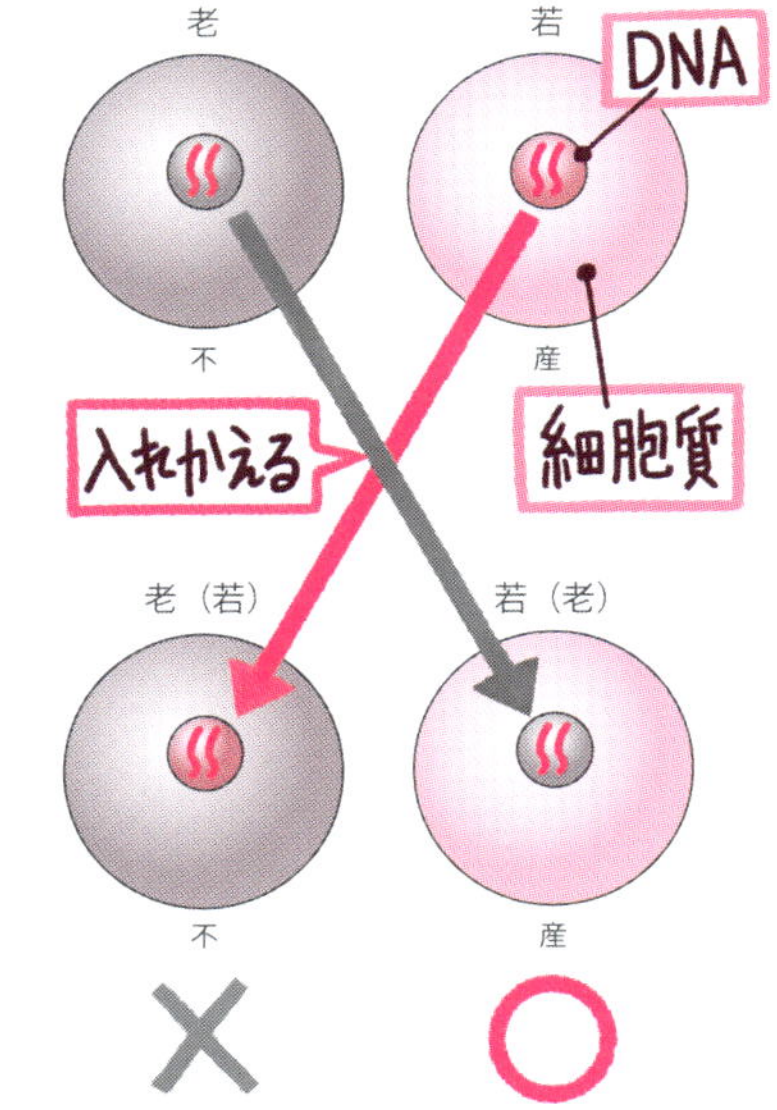

Kuwayama＆岩手大学農学部チームの実験

ここからわかることは何か？　赤ちゃんができるかどうかは、**ＤＮＡの年齢ではなく卵子の質**にかかっているんだ。

世界ではじめて体外受精が成功したのは1978年。ケンブリッジ大学のロバート・エドワーズ教授と産婦人科医のパトリック・ステップトー氏が実現した。これによって体外受精でしか妊娠できなかった人への道が開かれたけど、じつはそれ以前のほうが40歳以上の出生数は多かったんだよ。

昔のほうが高齢出産だった

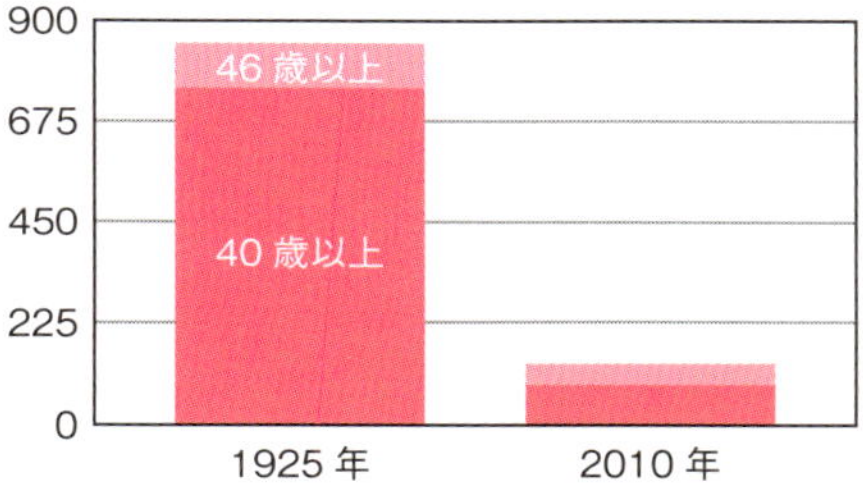

40歳以上の出産数（1000人あたりの出生数比較）
（厚生労働省「人口動態統計」国立社会保障・人口問題研究所「人口統計資料集」より作成）

不妊治療の技術は上がっているのに、なぜか高齢出産は難しくなっている。
これは現代病と言われるストレスが関係しているんだ。

これらは卵細胞劣化のもと

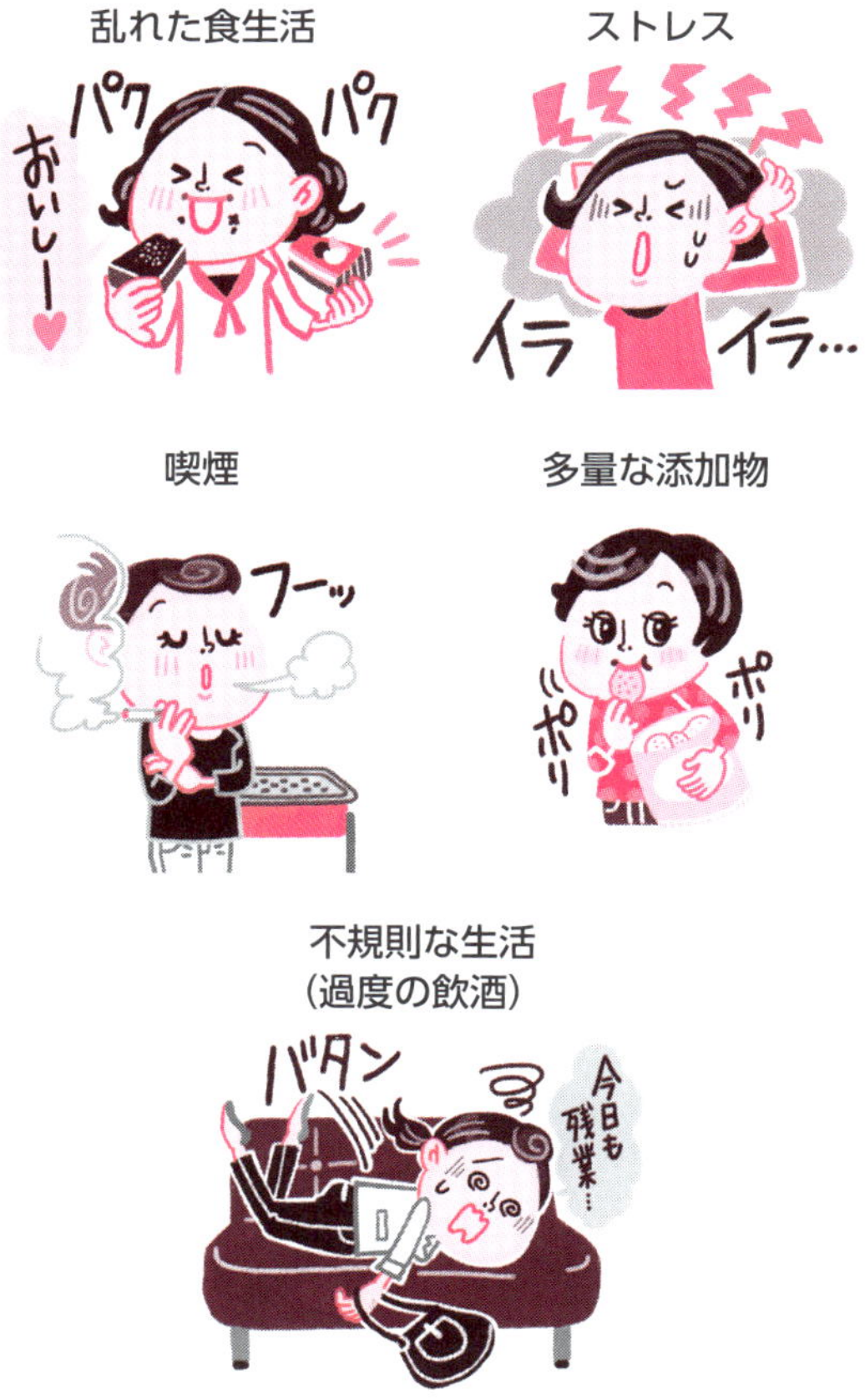
乱れた食生活
パク
パク
おいしー♥
ストレス
イラ
イラ…
喫煙
フーッ
多量な添加物
ポリ
ポリ
不規則な生活
（過度の飲酒）
バタン
今日も残業…

ストレスとは精神的なものにかぎらない。細胞を劣化させるすべての要因だよ。

たとえば、喫煙とか過度の飲酒も細胞レベルで言えば、ストレスに入る。

体外受精で妊娠したり着床できたら成功だと思われがちだけど、不妊治療の現場では、受精卵がしっかり育つかが最大の課題なんだ。

劣化した卵子では、赤ちゃんと出会うところまで成長しづらい。

だから**細胞レベルで体質を変える**ことが不妊解消にいちばん大切なんだ。


不妊治療を開始した途端、病院にすべてを託す人がたくさんいる。

でも、赤ちゃんのできやすいカラダづくりまで病院任せにしてはいけない。

病院は対症療法をするところ。

体質改善（卵質改善）は本人にしかできない仕事だから。

病院をうまく活用し、自分のお仕事をきちんとこなす。

それが卵子を守り、家族を増やすための知恵だよ。

これは病院で教えてもらえないな……。

いままで自分は、妊活に対する前提が間違っていたのだと納得した。

ようやく、どうすれば子どもができるのかが見えてきた。

人生すべてに覆いかぶさった暗闇に、一筋の光が差したような気分だった。

「**新鮮できれいな体液が流れるカラダづくり**。これが不妊リフレのめざす目標だ。さぁ、今日のレクチャーはここまで。明日はいよいよ実践編だよ」

自然に鼓動が早くなり、胸が高鳴る。

わたし、ほんとうに変われるかもしれない。

いままで味わったことのない、新しい感情の芽生えを実感していた。

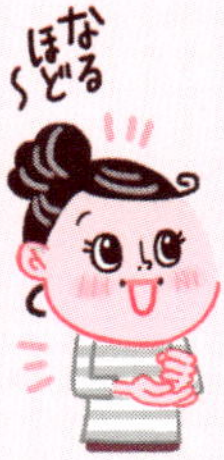

〈第1章まとめ〉

・不妊とは便秘症や冷え性と同じ。カラダの不調であって、病気ではない

・ホルモンは伝達物質。卵子の栄養素ではない

・人工授精は妊娠率を下げてしまう不要な治療法

・排卵検査薬に薄く線が出たときがほんとうのタイミング

・禁欲はしてはいけない

・体外受精は病院より培養室を選ぶ

第2章

母から子どもへの最初の贈り物

「これを読んでおいてね〜」

夕食を終えてホテルに戻ると、早速コウ先生からそう言われて手渡された小さな冊子を手に取る。女性の写真が掲載されている表紙にはこう書かれていた。

「不妊治療だなんて、、、だめよ〜ダメダメ」

……ダジャレのつもり？

ユーモアのセンスは別として、今日の授業では先生に勇気をもらった。

不妊は病気ではない。年齢よりも体質改善が大切。

この言葉に少なからず気持ちが軽くなった。

沖縄に来てよかった。

長年の付き合いだった心の霧が少し晴れた気分だ。

ベッドに寝転んで、表紙を開くと、こんな文章が飛び込んできた。


「卵子の老化」だとか、「ホルモンの値」だとか、「治療のステップアップ」だとか、個別の質問はたくさんあるものの、知りたいことはひとつ。

「わたし、いつ妊娠できるの？」ってことだよね？

この小冊子は、そんな迷える子羊達への道しるべです。


そう、病院ではステップアップ治療を勧められる。

最初は結果が出なくても仕方がないと思っていた。

ステップと言われるからには、治療効果も高くなるのだろう。

そう勝手に思い込んでいた。

でも治療の成果はいっこうに出ない。

ステップが進むごとに、期待と焦りの両方が大きくなるだけだった。
内診台の上で冷たいエコーの棒を膣に入れられる。
そんな屈辱的な日常に、女としての自尊心はボロボロになる。
それでも妊娠しないのだ。
しかも自分は最上階のステップである体外受精までできている。
とっくにあとはなくなっている。

ダメダメ。
期待しすぎると結果が出なかったときのショックも大きい。
はやる気持ちを打ち消すように、ゆっくりとページをめくった。

ミトコンドリアって何？

「ミトコンドリア」

名前だけは聞いたことがあると思います。

細胞の中にあるひとつの器官で、自らをコピーしながら、細胞内で酸素などを取り入れてエネルギーをつくり出すのです。

卵子はこの働きによって成長します。

もしミトコンドリアを取り巻く環境が悪ければどうなるでしょう？

増殖はうまくいかず、エネルギーの生産効率も悪くなる。

細胞の劣化がどんどん進行します。

受精率や着床率は下がって当たり前です。


卵子は体液にどっぷり浸かっています。

体液がよどむと、卵子もその中のミトコンドリアも不健康になります。

ところが、病院では細胞レベルから体質を変える改善はおこないません。

劣化した卵子だから、出産に至らない初期流産が起こります。

卵子を取り出してジャブジャブと洗えればよいのですが、そうもいきません。

代わりに卵子をきれいにして、栄養素まで届けてくれるものがあります。

それが**体液**です。

体液とは、**血液**、血液が血管からにじみ出た**リンパ液**、**組織液**のことです。

つまり、**カラダの巡りをよくすれば、いい卵子ができる**のです。

その卵子が、近い将来あなたがその手に抱く赤ちゃんなのです。


そう考えたら、手抜きなんてできないですよね。

母から子にできる最初の贈り物。

それは**卵子の質をよくすること**です。


読みながらポロポロと涙が出てきた。

いままでの自分がふがいない。

ステップアップという言葉に安心して、失敗しても「まだ先がある」とどこかで甘えていた。

そして病院から悪い報告を受けるたびに「一生妊娠できないカラダなのかも」とマイナス思考になって神様を呪った。

でも不妊は病気ではない。自分でつくり出していたんだ。

未来の赤ちゃんをどれだけぞんざいに扱ってきたかと反省した。

◎カラダの巡りをチェックしてみましょう！

- □夕方靴下の跡《あと》がくっきり付いている
- □太もも、ふくらはぎの外側が硬く外に張り出している
- □スカートの中心が気づくと左右どちらかにズレている
- □足首が太い、もしくは足首にしまりがない
- □両ひざをくっつけて椅子に座る姿勢がつらい
- □靴底の外側ばかり減る
- □バストの位置が以前より下がっている
- □首が以前より太く短くなっている

早速、小冊子に書いているチェックをやってみる。
見事なまでにすべて当てはまっていた。
やっぱり！
予想どおりの結果に、自分が情けなくなる。

夕方靴下の跡が付くのは立ちっぱなしや、座りっぱなしで足の筋肉を動かしていないから。とくに水分不足の人は慢性的にむくんでいることが多いです。腎機能の問題とかもあるけど、それはちょっと置いといて……。
「水分を摂るほうがむくみやすいのでは？」と思われがちですが、反対で体液はドロドロになって流れが悪くなります。

太もも、ふくらはぎの外側が硬く外に張り出しているのは、重心が外側にばかりかかりすぎていて体液の流れが悪くなっているからです。

だから、足全体も重く感じます。急にそんな状態になることはあまりないので、自覚していない人も多くいます。

スカートの中心がズレてしまうのは、カラダのねじれがあるからです。ホースをねじったら水の出が悪くなるのと同じで、カラダのねじれは体液の流れを悪くします。

足首が太い、もしくは足首にしまりがない、靴底が外側ばかり減る。これらは原因がすべて同じで、カラダの軸がぶれて外重心になってるからです。外重心がひどいと両ひざをくっつけて椅子に座っていることがつらくなります。

バストの位置が以前より下がって首も太く短くなっている状態は、腕のねじれが強く、肩が内側に入り込んで猫背になっているからです。

胸が下がって、首も連動して外に広がり太く短くなるわけです。お顔までたるんでくるから怖い怖い！

うぅ、もう閉じたい……。
1文字1文字がグサリグサリと心に突き刺さる。
しかし、まだ3ページ目だ。
なんとか自分を奮い立たせて、さらに読み進める。

妊娠するためにもっとも大切なのは、カラダの巡りをよくすること。
体液が美しく巡っているかは、**経絡**《けいらく》の状態で決まります。
経絡ってなに？
名前だけは聞いたことがあるかもしれません。
カラダの骨、その際《きわ》に多くあるのがツボです。
日常生活での動きのクセや重力引力の関係で、私たちのカラダは自然に歪んでしまいます。すると、ツボもズレます。
ツボを駅に例えると、駅と駅をつなぐ線路が経絡です。駅の位置が変わると線路もズレますよね。するとあらゆる不調が生じます。そのひとつが体液循環の滞りです。

経絡をあるべき位置に整えて、体液をきれいに流す。
それが**不妊リフレマッサージ**です。
カラダの巡りをよくするメンテナンスとして有効です。
経絡が正しく整うと、こんなふうにカラダが変わります。
ぜひ体感してみてくださいね。

□筋肉の質が柔らかくフワフワになる
ねじれのない筋肉はこわばりが取れて、赤ん坊のようにふわふわになります。

□足首がしまってすっきりする

いちばん流れが滞りやすいカラダの末端がすっきりするということは、全身の巡りがよくなっているサインです。

□立ったときに背骨がきれいなS字になる

全身の骨格が整っていると、立ち姿勢できれいなS字ラインが描けています。それがラクならねじれがありません。

□肩のラインが耳の横のラインとほぼ同じ

ストレスが溜まっていると呼吸が浅くなり、肋骨が固く猫背になります。体液がすっきり流れている人は、真横から見て、耳と肩が一直線になっています。

□排泄量が増える

代謝がよくなるので、内蔵機能が高まり、老廃物の排泄がよくなります。尿や便の量が増えます。

□疲れにくくなる

細胞間の伝達がスムーズにいくので、同じ動作でもラクになります。思うようにカラダが動いて疲れにくいのです。

今は当てはまっていなくても問題ありません。

これからお伝えする不妊リフレマッサージを１日たった10分。体液循環のよくなるお風呂あがりにおこないましょう。

毎日繰り返せば、あなたもたちまち巡り美人になれますよ。

「不妊リフレマッサージ」と書かれたページにはカラーの写真が載っている。
こんなことで効果があるのかしら？
試しにマッサージをやっていたとき。
ブブッー、ブブッー。
机の上で充電していたスマホのバイブ音が部屋に響いた。

メールを確認しようとベッドから立ち上がった瞬間。
あれ？　なんだか足が軽くなった気がする。
足だけじゃない。腕まで動かすのがラクだ。
ベッドに戻って長座をしてみる。
先ほどとは打って変わって、両足の長さがほぼ均等にそろっている。

うそー、こんなに即効性があるなんて！

感動しながら、ふたたび小冊子を手に取った。

歪まないカラダはこうしてできる

カラダの巡りは、骨格筋肉にも左右されます。

ねじれのないカラダは、体液の流れもスムーズです。

しかし、動きの癖や姿勢、また重力がかかっている関係で、カラダはすぐに歪んでしまいます。巡りも悪くなってさまざまな不具合が起きてくるわけです。

歪ませないためには、普段からカラダの軸をブラさないことです。

血行をよくするためにストレッチをしたり、軸を強くするために筋トレする人がいますが、わたしは骨格を無視したストレッチや筋トレはしません。

骨格や動きの連動性を無視したストレッチはかえってカラダの歪みを大きくしますし、バランスの崩れた骨格のままストレッチをすると、動きの連動性が悪くなり、特定の部位に負担がかかることもあります。

筋トレも同様で、ボディビルダーはいかり肩で前屈みです。盛り上がるほど鍛えた上腕二頭筋《じょうわんにとう》に肩まわりの筋肉が巻き込まれ、6つに割れた腹筋が背中の筋肉を引っ張るからです。筋肉はありますが、カラダは歪んでいます。

人間のカラダは本来とっても機能的です。特別なトレーニングをしなくても動きやすいよう、バランスのいい骨格に無駄なく筋肉がつくものです。

ですから、日常生活で正しい姿勢・動作を維持していれば、動きの連動性によって歪みのない骨格、筋肉バランスが手に入ります。

カラダが美しく巡る
不妊リフレマッサージ

一般的なリフレクソロジーにプラスして「経絡に沿ってなでる」ことで、血液を心臓にスムーズに戻し全身の体液の流れを促進します。同時に新陳代謝が活発になって全身の老廃物の排泄がよくなります。また体軸が整い、疲れにくく、滞りにくいカラダになり、卵の質の向上へとつながるわけです。夫婦でおこなえばスキンシップとなり、健康の回復、維持、増進がさらに高まります。

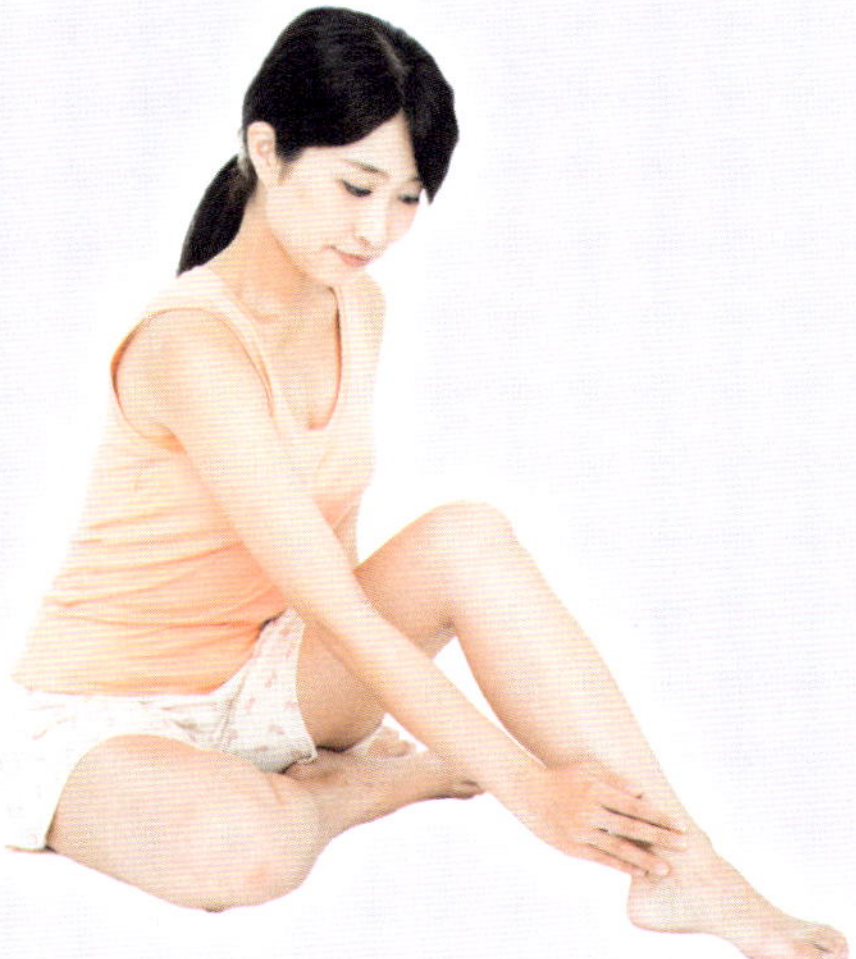

キレイなカラダは経絡の状態で決まる

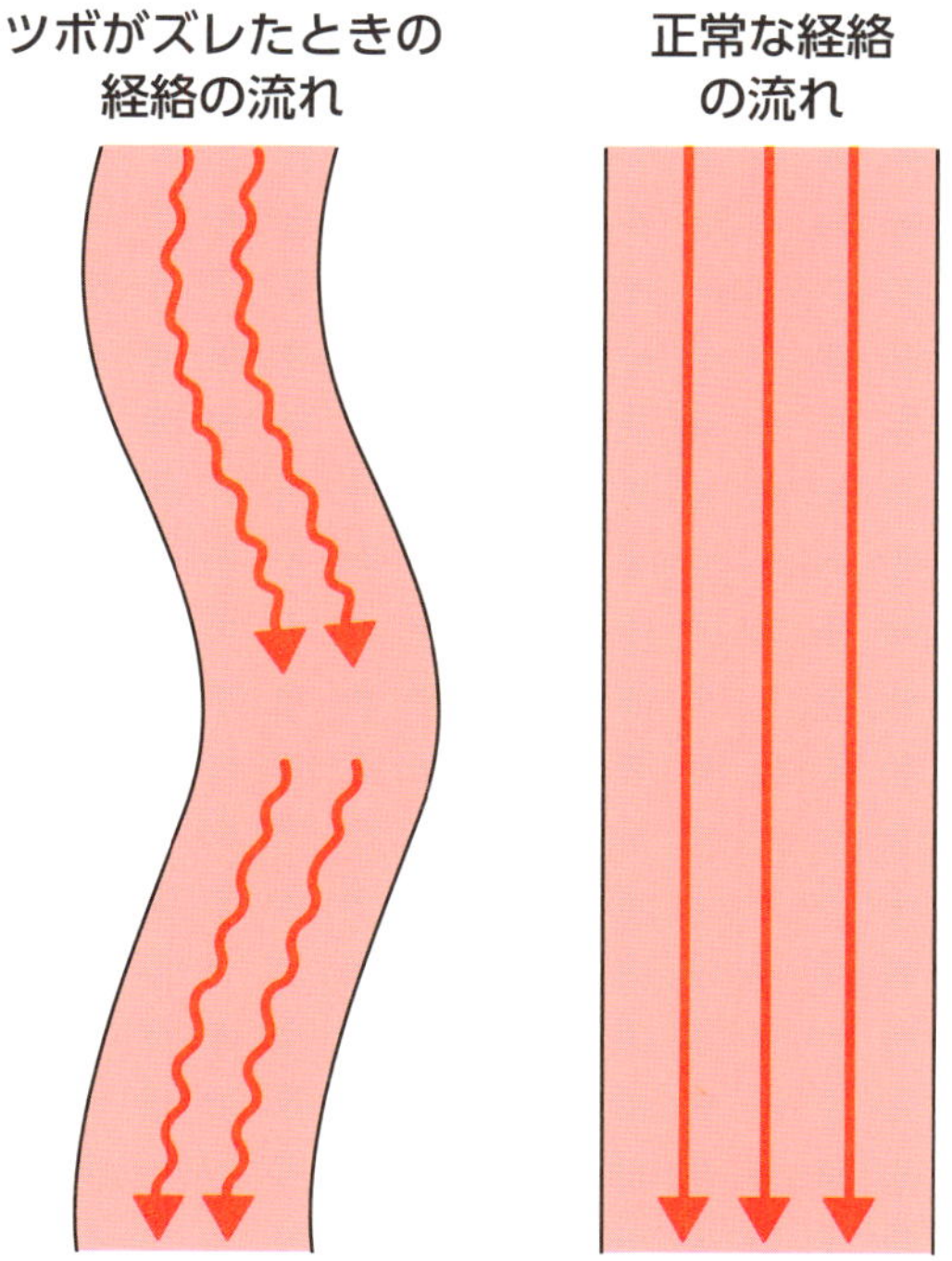

バッグを肩や腕にかけて持つ。それだけで経絡の流れが悪くなります。カラダは日常生活の動きで歪んでしまうものなのです。ツボを本来あるべき位置に戻して、経絡の流れをつなげる必要があります。歪みねじれを正すときに重要なのが「向き」と「方向」です。

全身の経絡の流れ

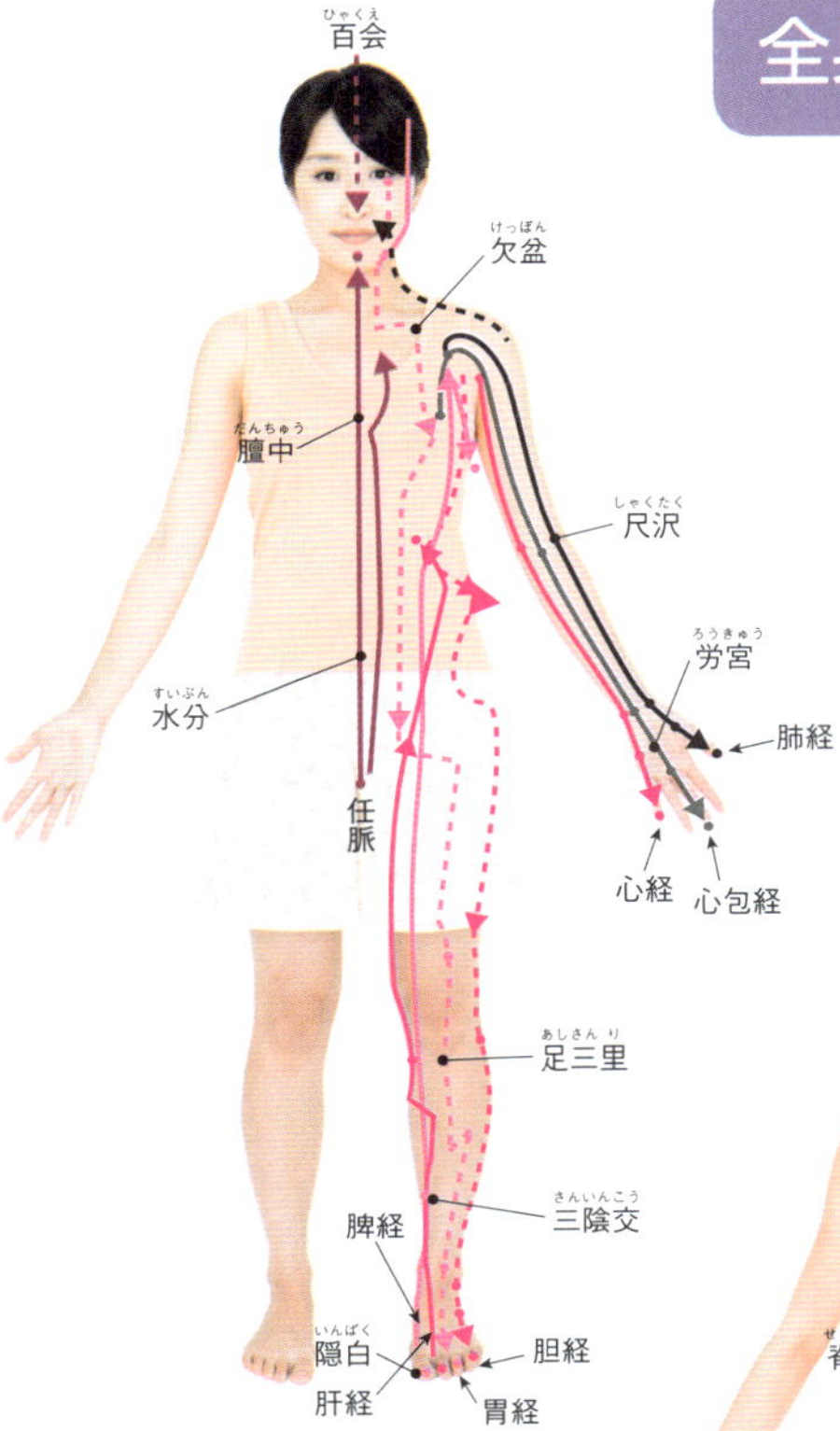

百会《ひゃくえ》
欠盆《けっぽん》
膻中《だんちゅう》
尺沢《しゃくたく》
労宮《ろうきゅう》
肺経
水分《すいぶん》
任脈
心経
心包経
足三里《あしさんり》
三陰交《さんいんこう》
脾経
隠白《いんぱく》
胆経
肝経
胃経

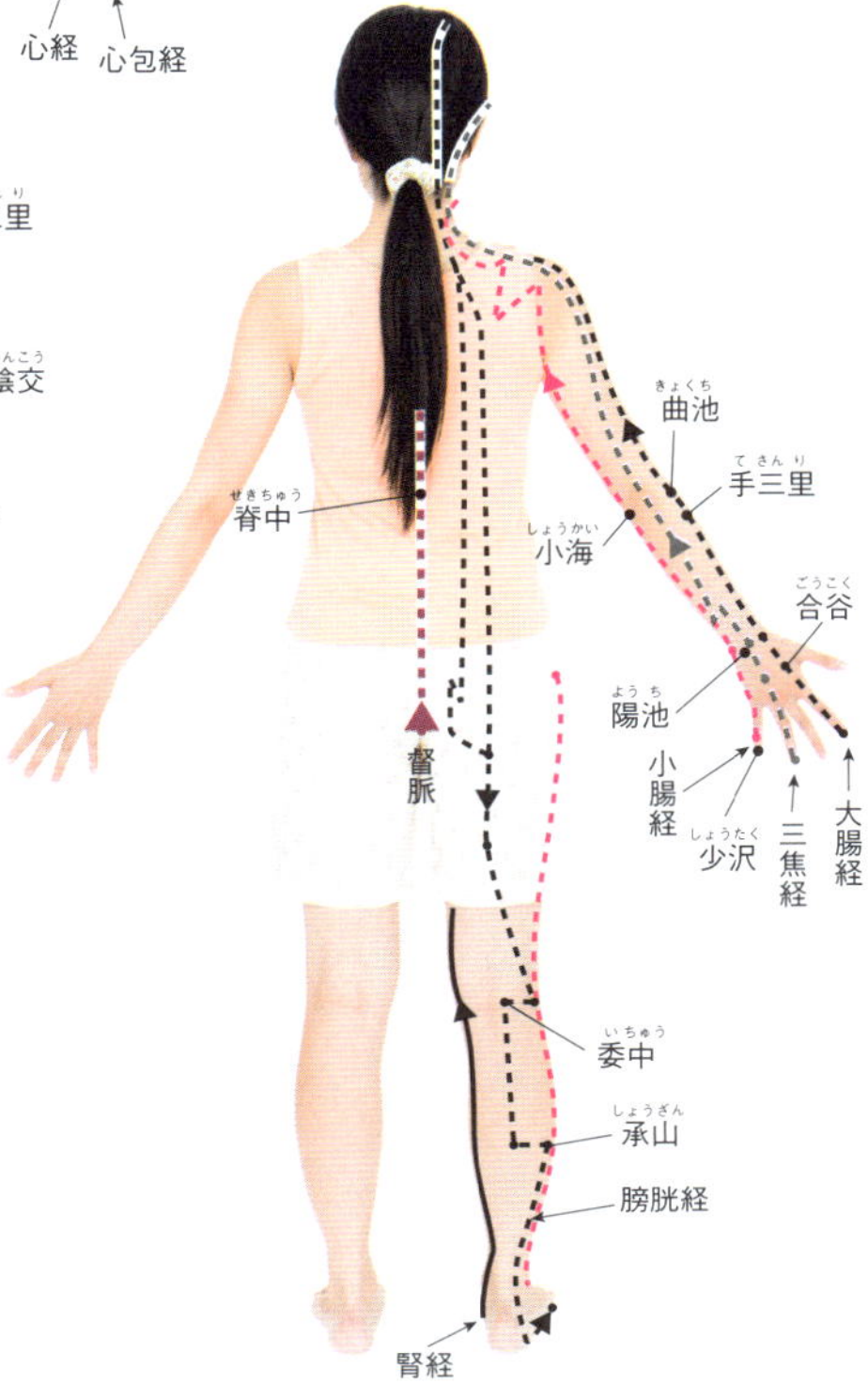

曲池《きょくち》
手三里《てさんり》
脊中《せきちゅう》
小海《しょうかい》
合谷《ごうこく》
陽池《ようち》
督脈
小腸経
少沢《しょうたく》
三焦経
大腸経
委中《いちゅう》
承山《しょうざん》
膀胱経
腎経

カラダの歪みセルフチェック

まずは、カラダの歪みをチェックします。かかとをそろえて立ったときに、左右の肩の高さが同じか、ひざとひざの間に隙間がないかを見てみましょう。

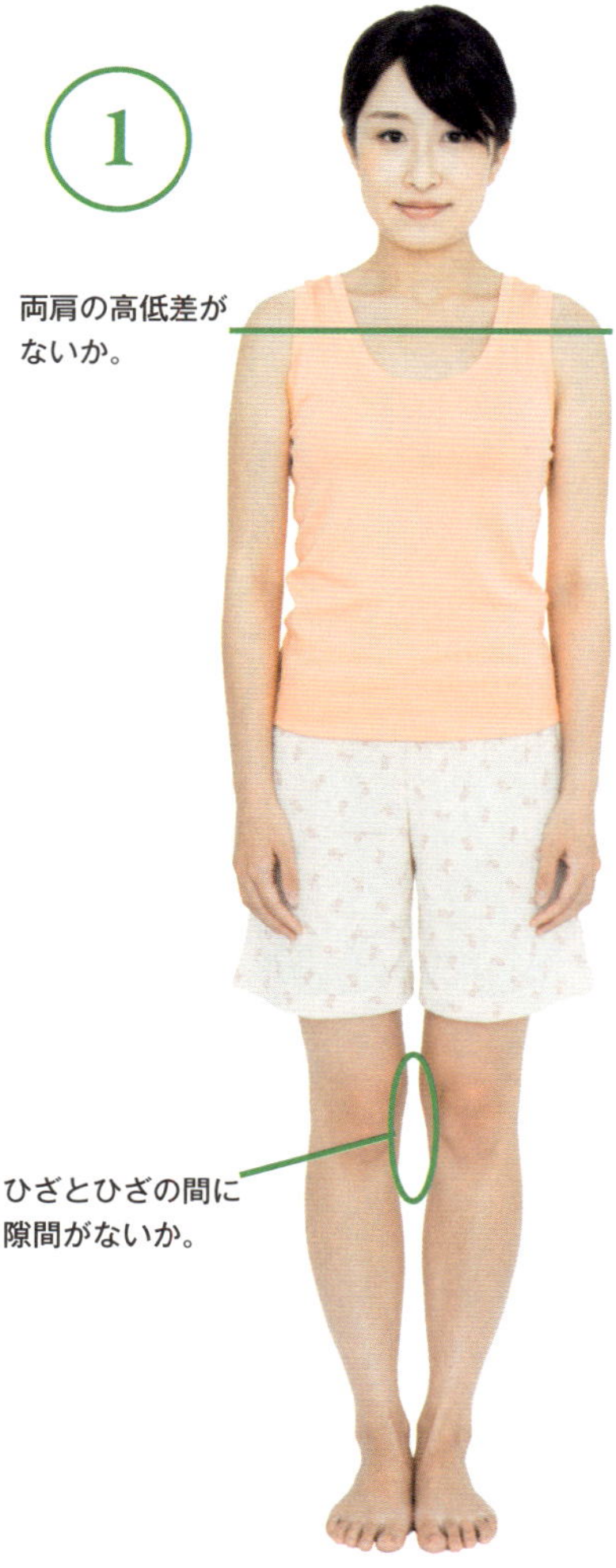
1
両肩の高低差がないか。
ひざとひざの間に隙間がないか。

自然に足を投げ出して床に座ったときに、左右の脚の長さがそろい、足の中指がすねのちょうど中心にくるのが正しい足（つぼ）の位置です。ひざとひざの間が開きすぎていないかもチェックしてください。

2

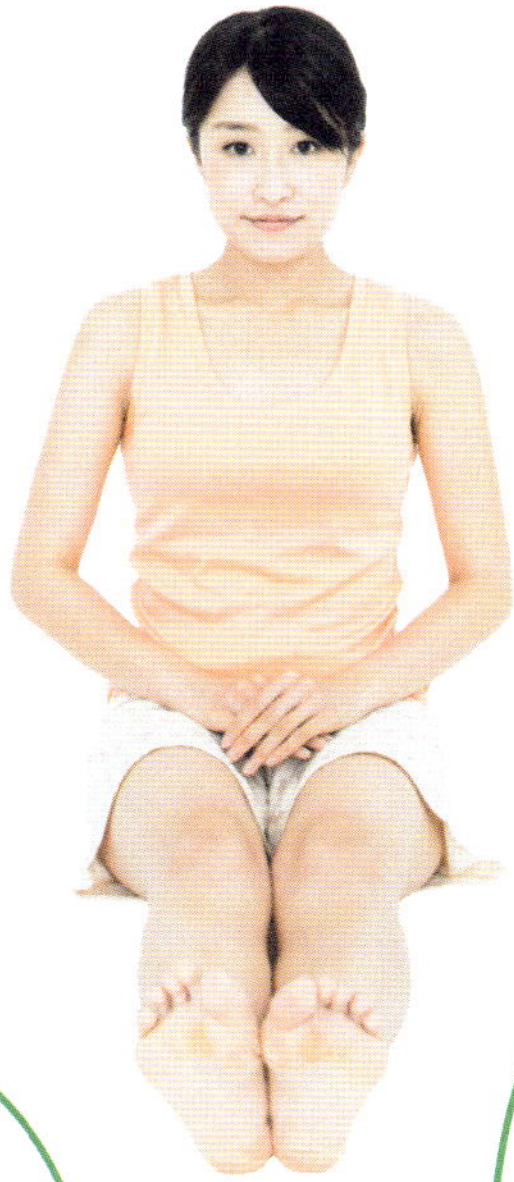

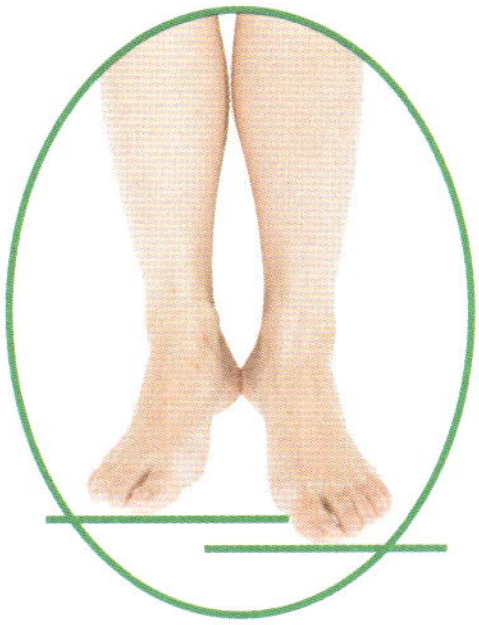

両脚の長さ

不揃いだと要注意。脚の重さもそれぞれ違うはずです。

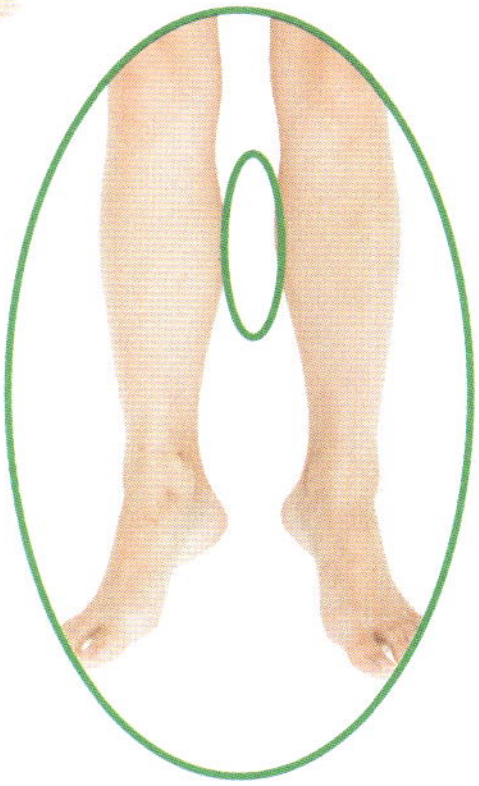

両足の開き具合

極端に外側に開いていないかをチェックしましょう。

手のひらでなでるだけ！ 体液が驚くほど流れる

ココが
つながる

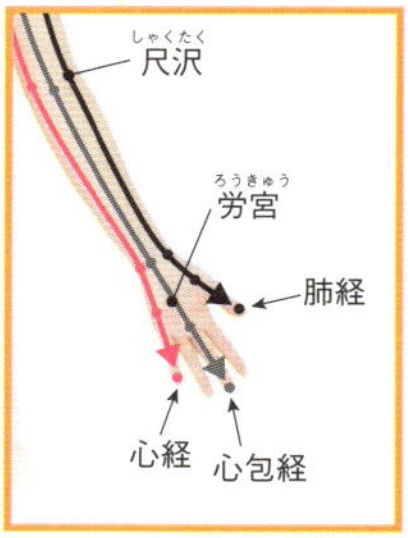

〈腕なでマッサージ（手のひら面）〉

①

整える

手のひらを上に向けてラクに伸ばす。腕の付け根にもう片方の手のひらを添える。

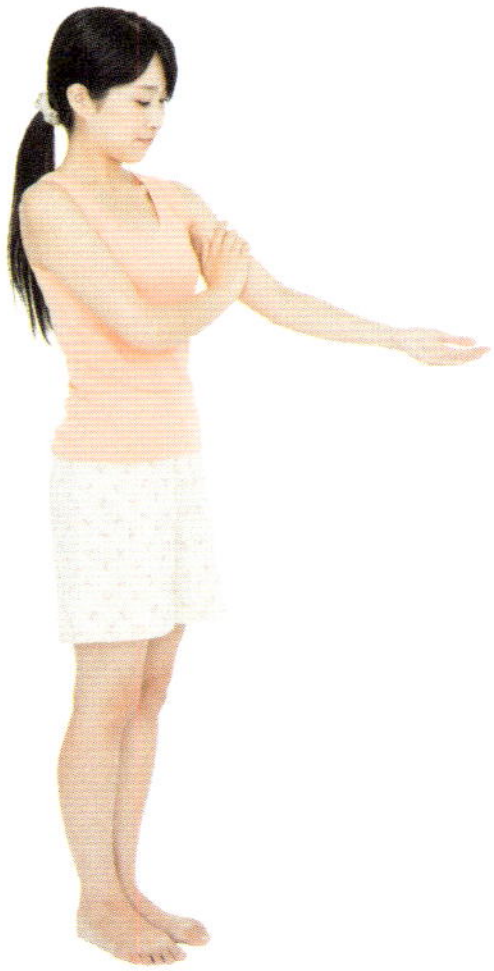

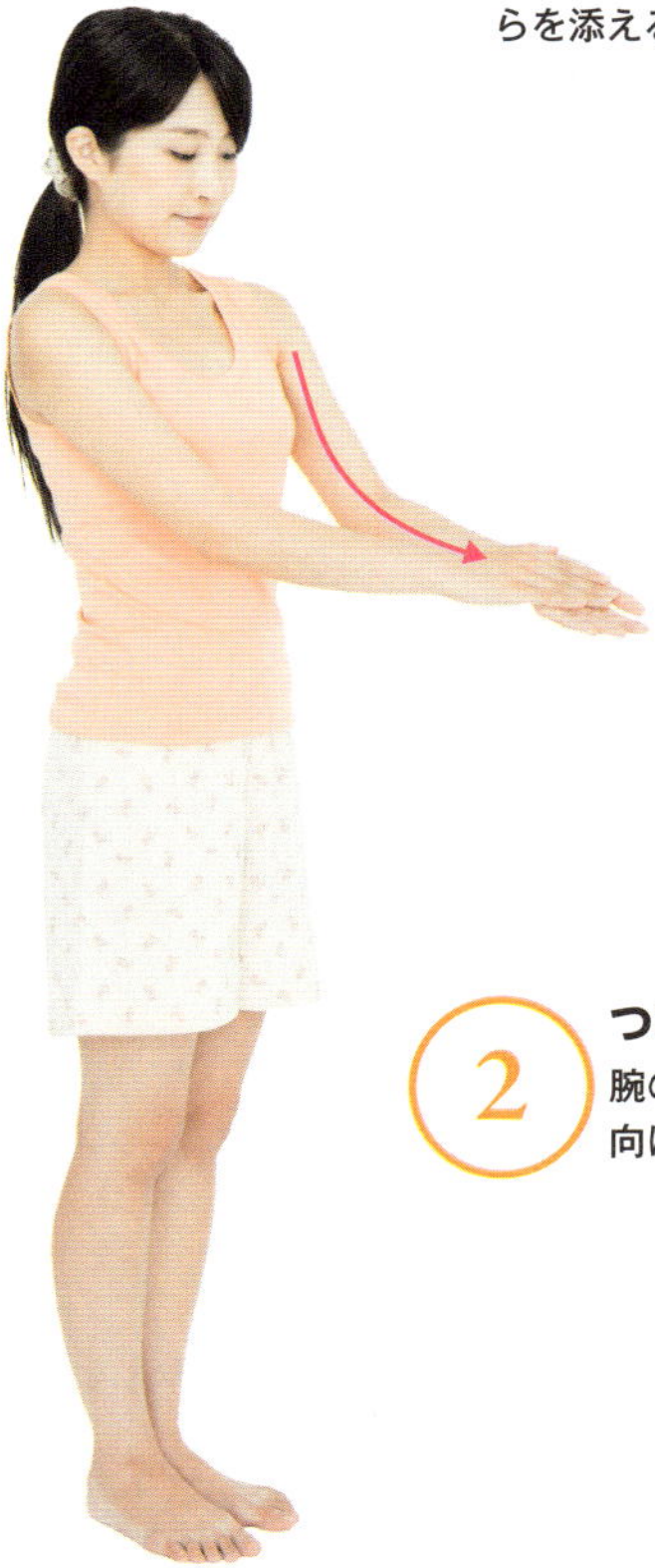

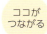

②

つなげる

腕の付け根から指先方向にやさしくなでる。

ココが
つながる

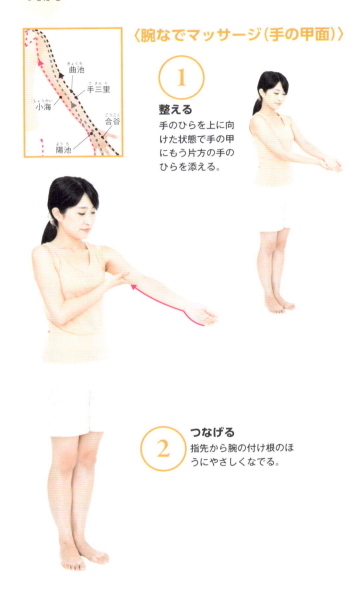

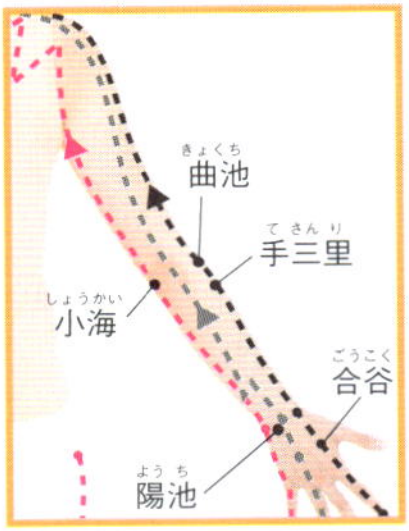

〈腕なでマッサージ（手の甲面）〉

1

整える

手のひらを上に向けた状態で手の甲にもう片方の手のひらを添える。

2

つなげる

指先から腕の付け根のほうにやさしくなでる。

ココがつながる

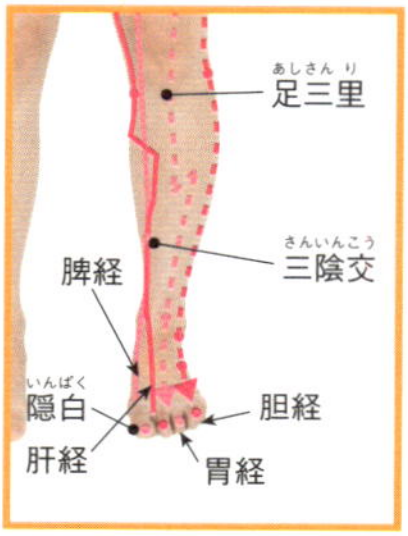

〈脚なでマッサージ（外もも）〉

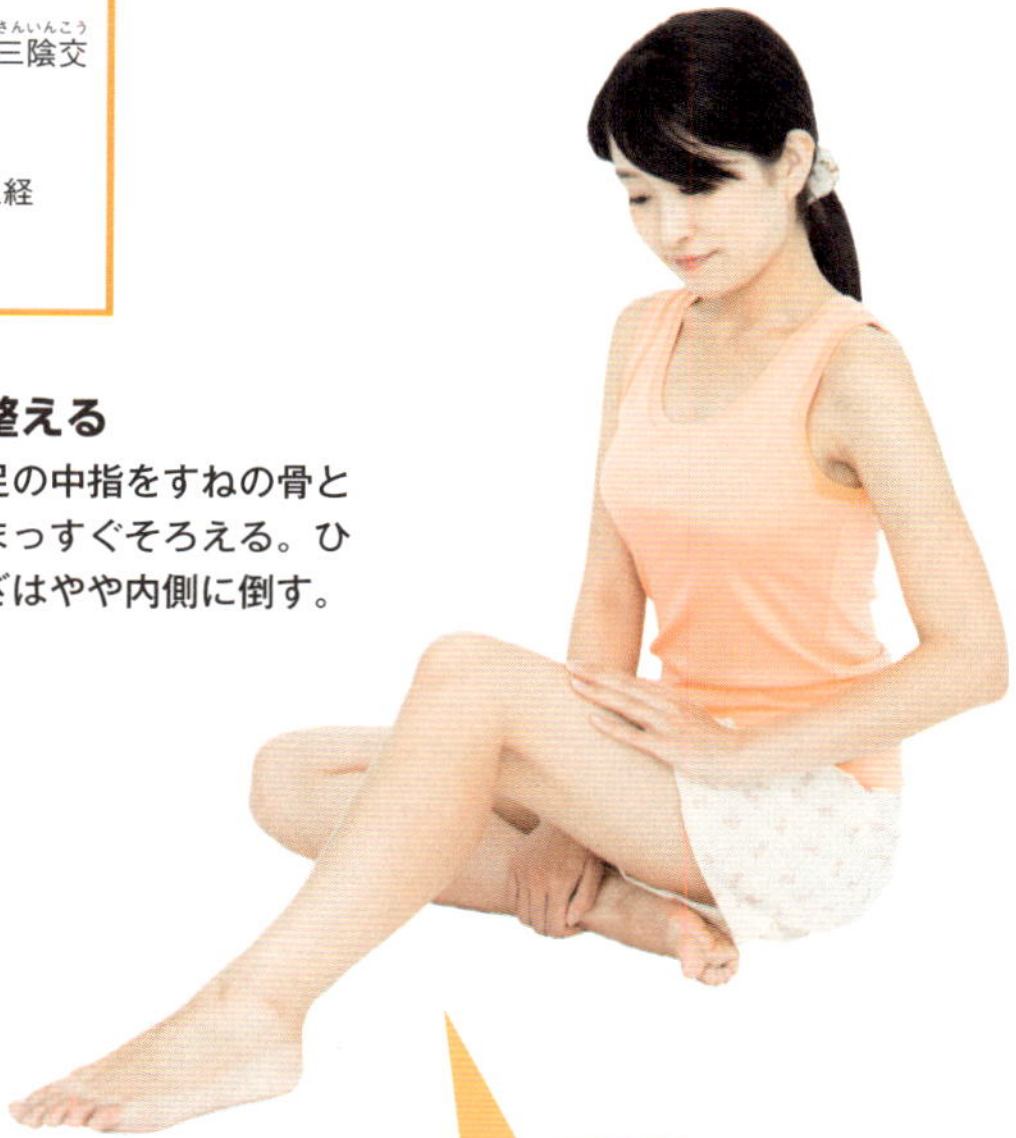

1 **整える**
足の中指をすねの骨とまっすぐそろえる。ひざはやや内側に倒す。

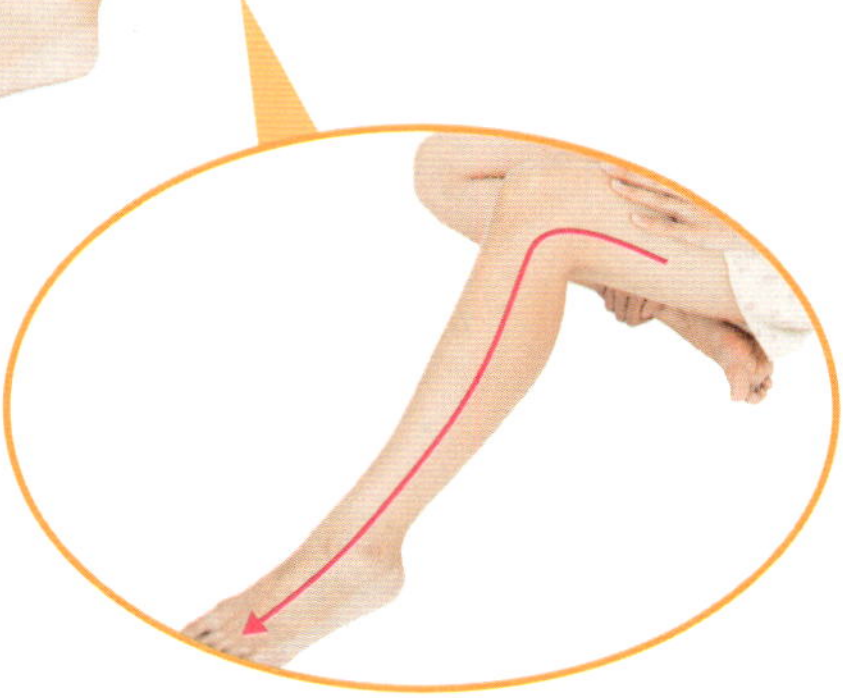

2 **つなげる**
股関節から小指まで、内に圧を軽くかけながらやさしく手のひらでなでる。

ココが
つながる

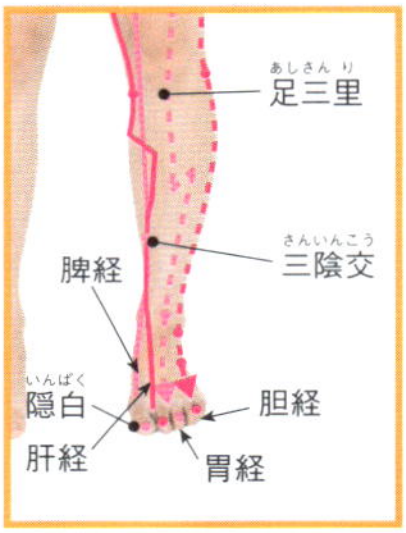

〈脚なでマッサージ(内もも)〉

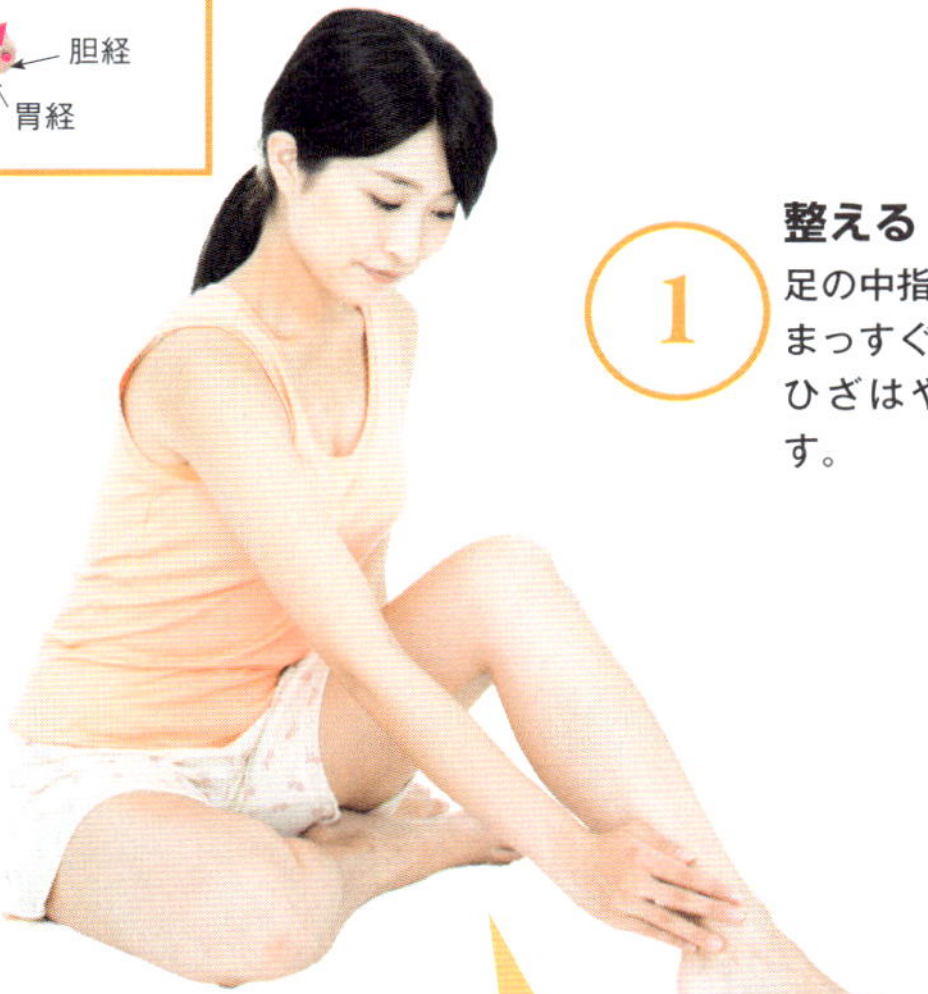

1 整える
足の中指をすねの骨とまっすぐにそろえる。ひざはやや内側に倒す。

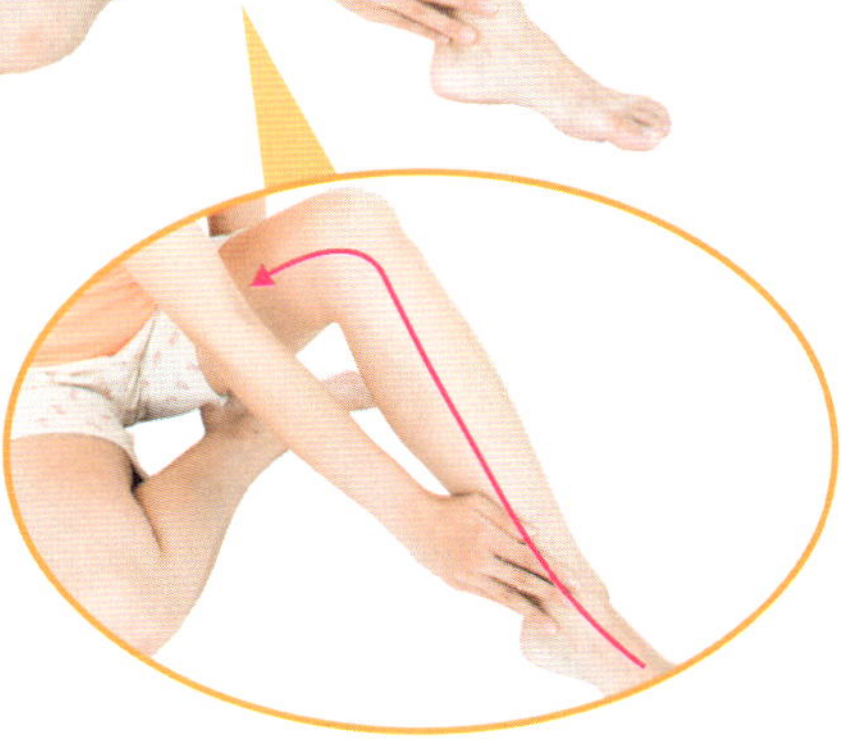

2 つなげる
親指から足の付け根まで手のひらでやさしくなで上げる。

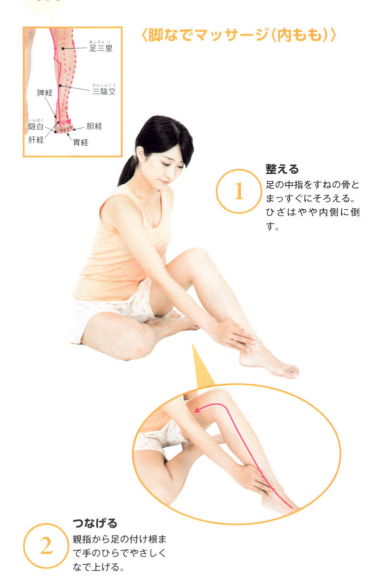

足先の角度で下半身全体の歪みが改善される

〈足指ねじり〉

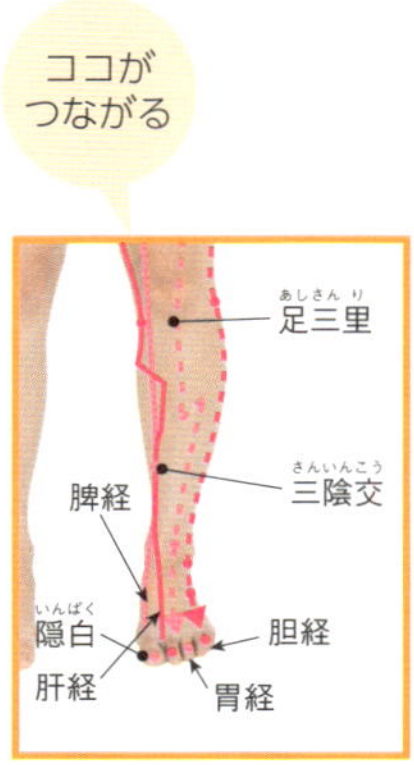

足の経絡（気の流れる道筋）を本来あるべき位置に戻すと下半身の歪みは改善され、氣、血、組織液（体液）の流れもアップします。

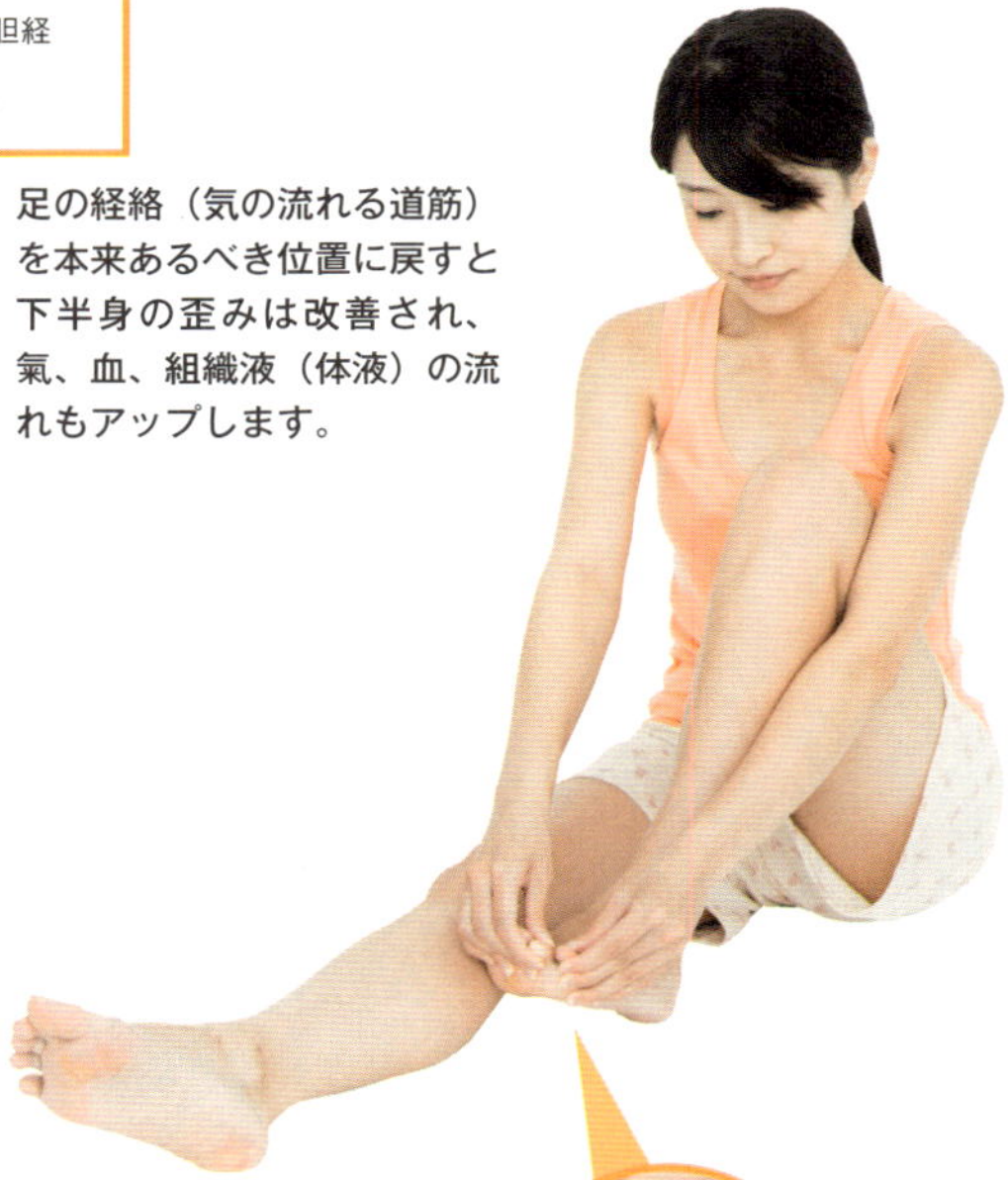

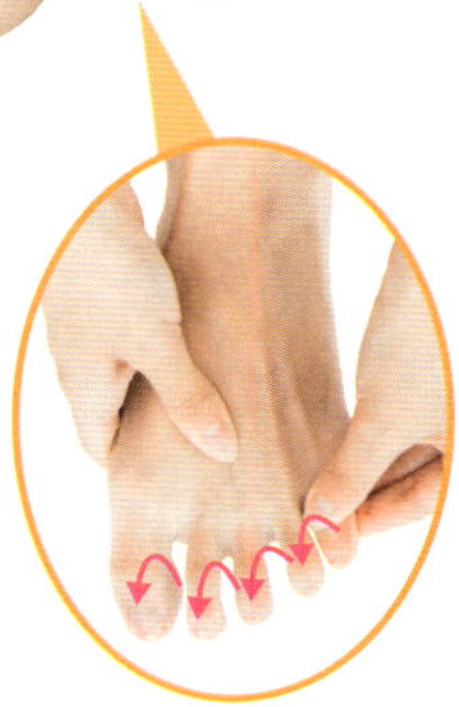

小指から足の指を１本１本内側にねじるだけ。強引にグイグイねじらず、自然に止まる位置で３秒ほど「本来はここだったでしょ！」という意識でキープします。

ポイント

足裏全体を痛気持ちいい程度の圧でもみほぐしてからおこなうと効果がアップ。

〈湧泉《ゆうせん》押し〉

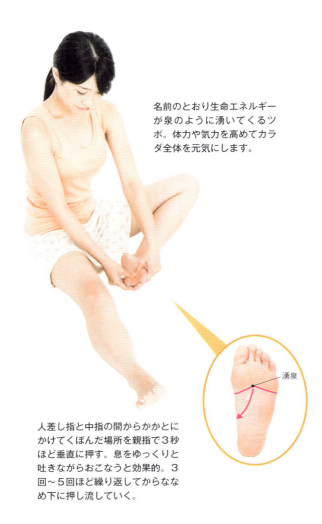

名前のとおり生命エネルギーが泉のように湧いてくるツボ。体力や気力を高めてカラダ全体を元気にします。

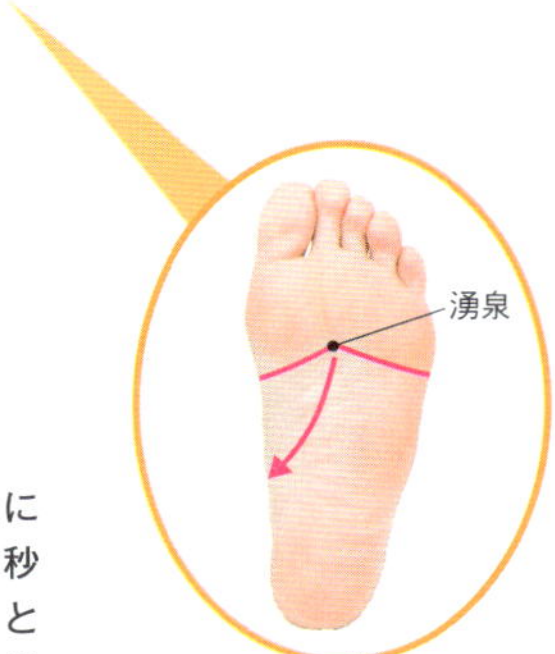

人差し指と中指の間からかかとにかけてくぼんだ場所を親指で３秒ほど垂直に押す。息をゆっくりと吐きながらおこなうと効果的。３回～５回ほど繰り返してからななめ下に押し流していく。

パートナー同士のスキンシップで妊娠率は大きく上がる

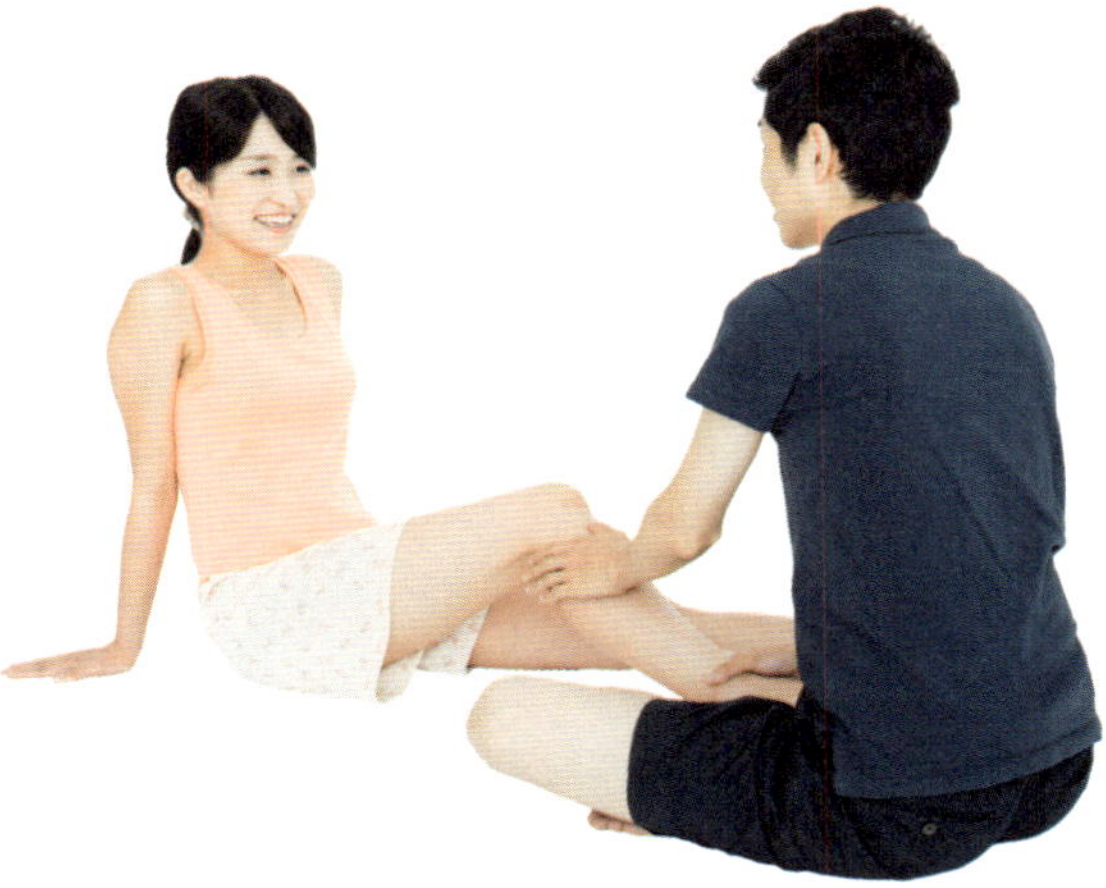

下半身のマッサージは、自分でやるとどうしても余計な力が加わります。**パートナーにやってもらえればリラックスできて、力も抜けるので気持ちよさも効果も増します。**
歪みがあるカラダは重心が過重にかかるほうとかからないほうが出てきて、痛みにつながります。ほかにも冷え性だったり、室内で裸足だとこむら返りが起こる人は歪みが大きいと言えます。
経絡の流れが整うと、細胞間の伝達がスムーズにおこなわれるので、余計な力が加わらず**カラダが軽く**なります。また、血液、リンパ液が末梢までよく流れて、**足先や手先までポカポカと温かくなります。**
夫婦の日課として毎日マッサージに取り組めば、歪みがなくなるだけでなく、スキンシップも深まります。実際に**妊娠率も大きく上がる**のです。

体幹維持姿勢～体液の循環を保つ～

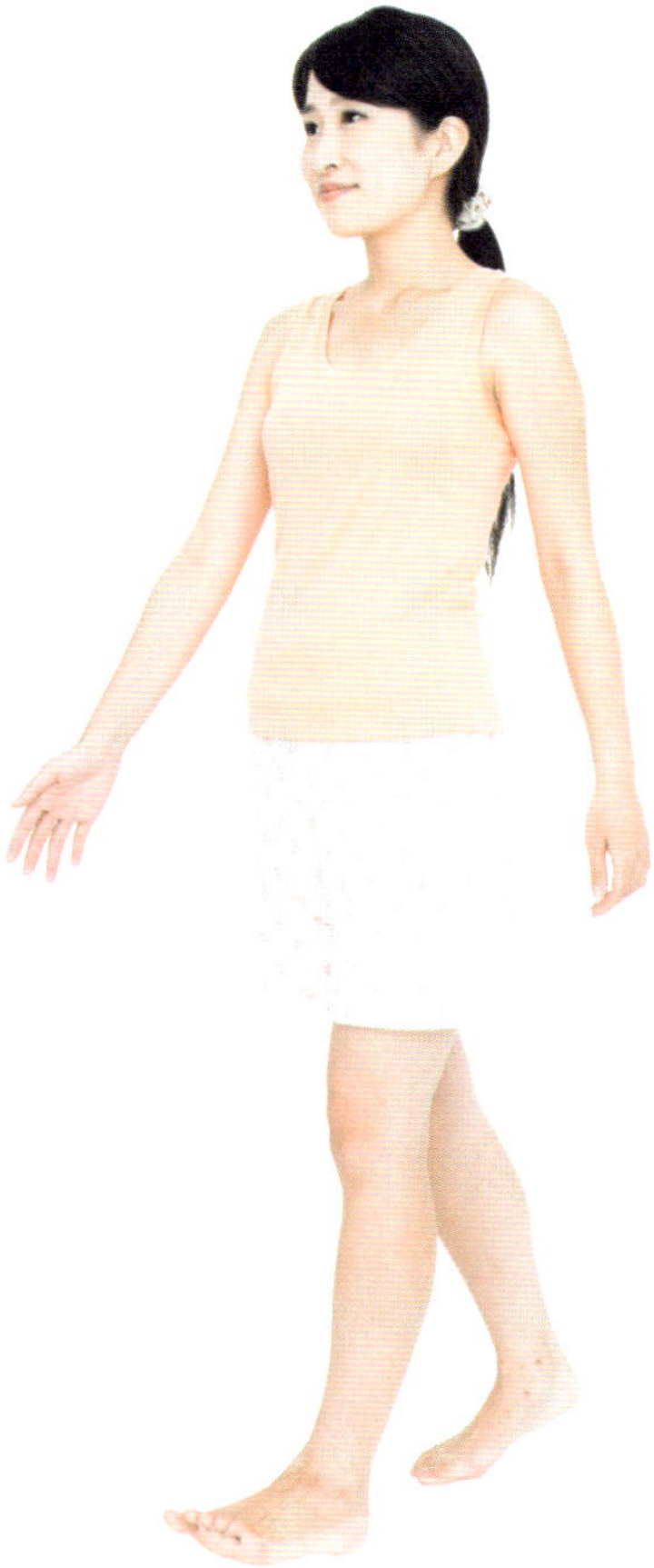

アンバランスな姿勢は使っている筋肉と使えていない筋肉の差が広がり、骨格が歪みます。しかし、筋力トレーニングをする必要はありません。本来の骨格を維持する姿勢を保てば、必要な筋力のバランスを取り戻せて、正しい姿勢・動作をラクにできるようになります。

〈正しい立ち方〉

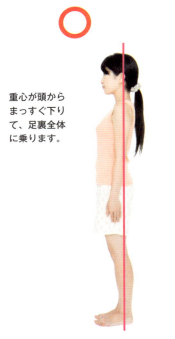

○　　×

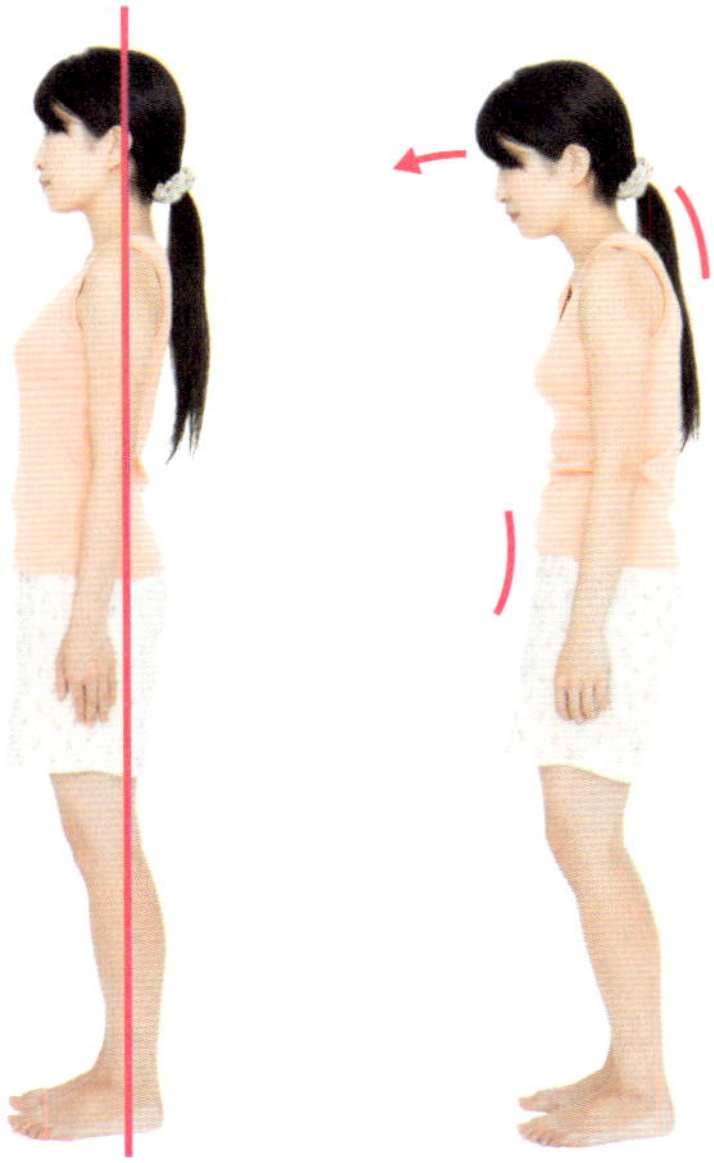

重心が頭からまっすぐ下りて、足裏全体に乗ります。

猫背で首が縮こまり、頭が前に出ます。

足の中指がすねの骨とまっすぐの位置にきます。

足指が外側に向き、どんどん外側に開いて、がに股になっていきます。

❶上半身は内側に。下半身は外側に開いてしまう

まっすぐ立ってみましょう。カラダの重心はどこにありますか？　多くの人は前後左右に偏りが見られます。足の中指は外側に開いているでしょう。ほとんどの人が**カラダは上半身が内側に、下半身が外側に向かって歪みます**。電車の中で、信号待ちで。正しい立ち方をやってみましょう。はじめはきつい姿勢かもしれません。でもその立ち姿は美しいＳ字ラインの理想の姿勢です。

〈正しい歩き方〉

日常生活できれいにまっすぐ歩く。それだけで正しい骨格を保つために必要な筋肉がつきます。

歩くときも正しい立ち方と同様の重心、足指の位置を意識します。それまで使えていなかった筋肉、とくに腹筋、足の内側の筋肉に少し張りが出たり、筋肉痛になることもあるかもしれませんが、徐々に正しい歩き方のほうがラクになります。習慣化するために3週間続けてみましょう。

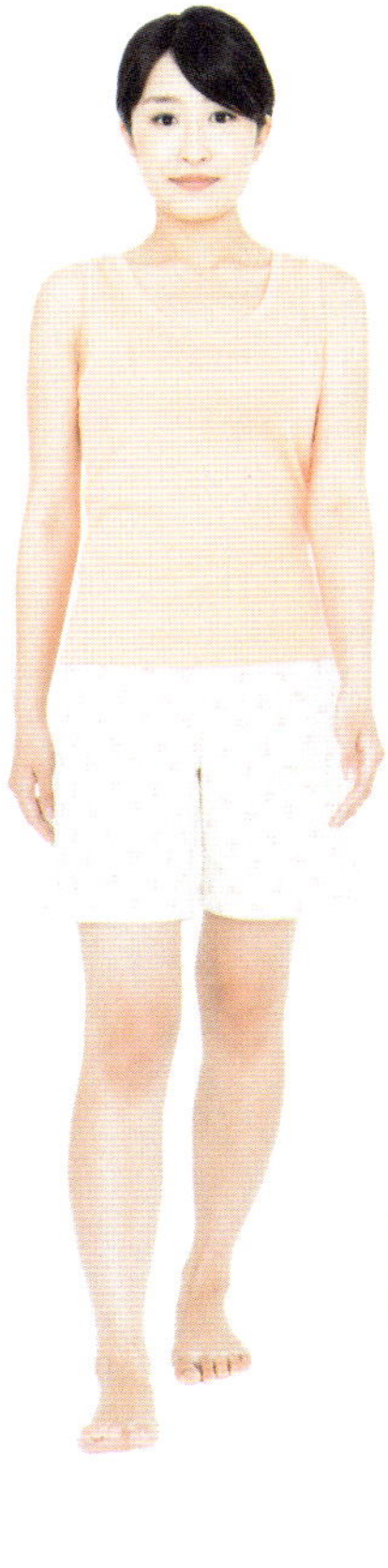

着地したときに、両足の中指がすねの骨とまっすぐのラインになっているよう意識しましょう。

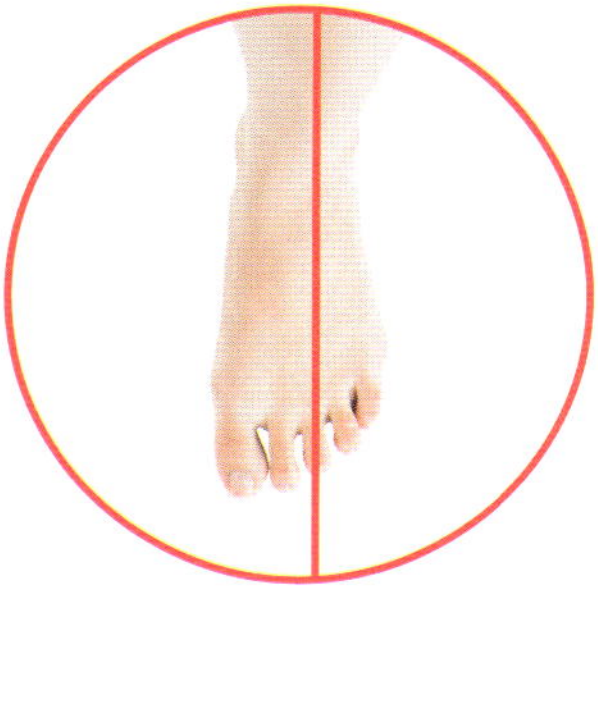

〈正しい座り方〉

正しい座り方はひざとひざをぴったりくっつけて、中指が真正面に向いた状態です。普段意識しづらい太ももの内側やお尻の筋肉にグッと力が入って、背筋はまっすぐ伸ばしたほうがラクなはずです。足を開きたくなるかもしれませんが、しばらくはその姿勢を維持してみてください。

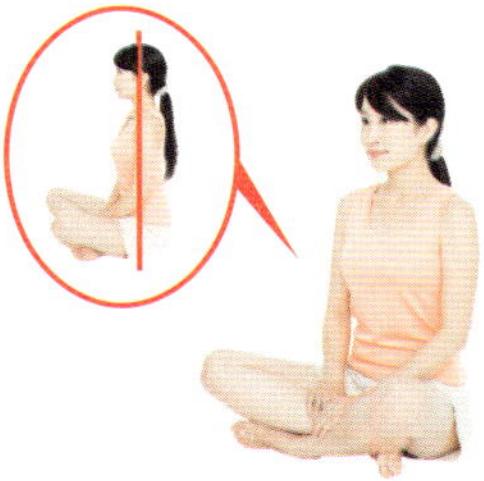

畳やカーペットの上に座るときには、正座もしくはあぐらになります。骨盤に上半身がどっしりと乗っているような感覚です。きつくても１日５分から座ってみましょう。

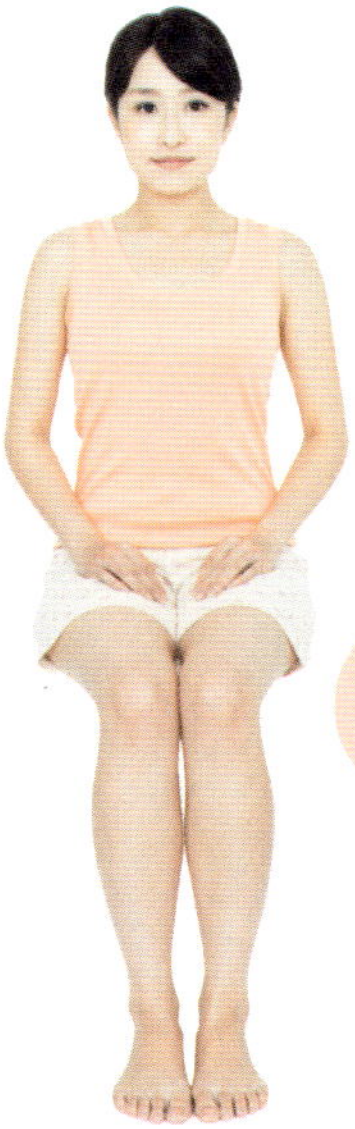

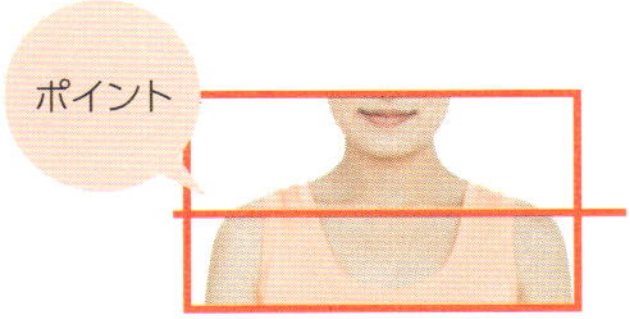

両肩の高低差がないか

〈悪い座り方〉

もっともよくないのが横座りやベタ座りです。わかっていてもラクだからついついやってしまうもの。体幹は一向に使われていないため、カラダは歪んだ状態のままどんどんバランスを崩していきます。

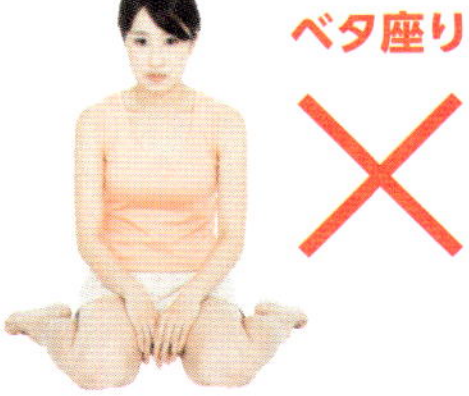

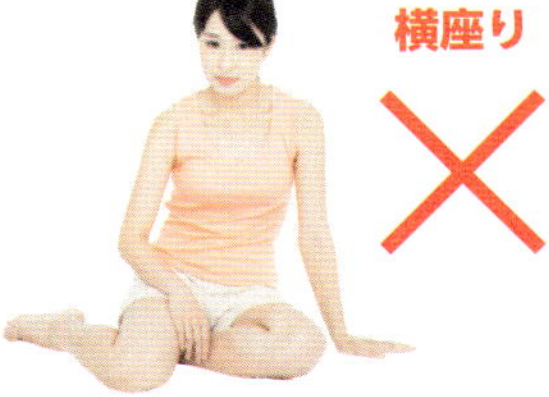

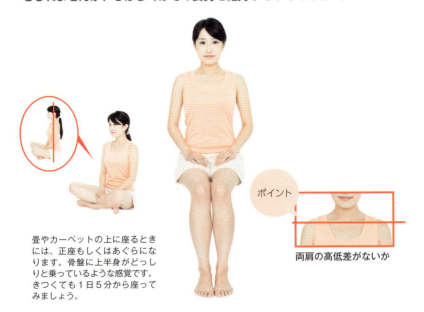

寝返りは最高の歪みとり

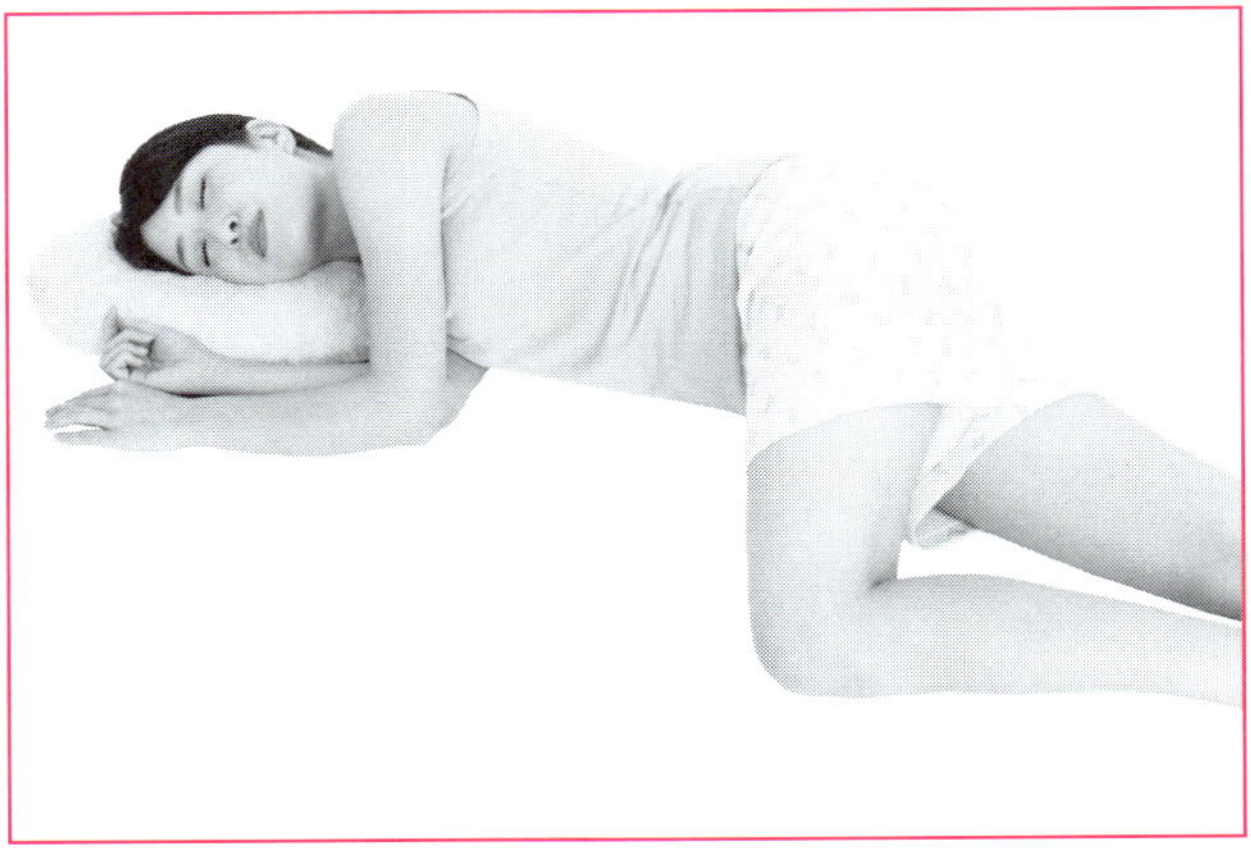

私たちは寝ているあいだに無意識に寝返りを打つことで、体液の滞りを解消し、日中に疲労した部位（筋肉）を回復します。
寝返りによって自然に整体がおこなわれているのです。
最高の歪みとりである寝返りをするポイントは２つ。

①寝返りをしやすい服装
②硬すぎず、やわらかすぎない布団もしくはマットレス

かわいいからといってフード付きのホームウェアやゴムのきついパンツなどは避けましょう。体液のスムーズな循環をさまたげます。また、フワフワな布団やマットレスは、ベッドに入った瞬間は心地いいのですが、やわらかすぎて寝返りが打てません。神経質に選ぶ必要はありませんが、寝てみて少し硬めかなと感じる程度がいいでしょう。

最後のページをめくった。
箇条書きで実践の注意点と共にこう締めくくられていた。

不妊リフレマッサージを実践するときのポイント

・なるべくラクな服装でおこなう
・経絡を本来あるべき位置に整え、つなげる意識でなでる
・足裏は全体がフワフワになっていくイメージで揉む
・全身状態をよくすることが大切。生殖器だけを意識しない
・足裏の刺激は、はじめと終わりに湧泉《ゆうせん》を息を吐きながら押す
・長時間よりは毎日10分「いつもありがとね〜」という気持ちでおこなう
・終了後は、排毒・排泄を助けるために白湯《さゆ》を150ミリリットル飲む

体質改善は、親から子どもにできる最初の贈り物でしたね。

ぼくにできることは、ちょこっとみんなのお手伝いをするだけ。

生まれてくる子どものために、カラダを本気で変えたいと思っている皆さんは、すでに立派な母親です。

ぜひ、地道に不妊リフレマッサージを続けてください。


産めない女なんて価値がないんじゃないか。

どうして神様はわたしを女にしたのだろう。

自己否定し、周りを責めることもできず。

「これは運命なんだ」と、世の中すべてに恨みがましい気持ちを抱いていた……。

今はどうだろう？

新しい小さな行動を起こそうとしている。

たった1日で、これほど変わった自分に驚きだ。

もう少しだけ逃げずに、不妊と向き合ってみよう。

ふと、化粧台の鏡に映る自分が目に入った。

あっと、いきなり横座り。

ダメダメ。気をつけなくちゃ。


人間そんなにすぐは変わらないか……。

苦笑しながら座り直そうとした瞬間に思い出す。

「そうそう、メールがきてたんだ」

小冊子を閉じると、ベッドから立ち上がり、机の上のスマホに手を伸ばした。

送り主は……。コウ先生だ！

胸をおどらせながら、ドキドキしてメールを開く。

「宿題の冊子は読んでもらえたかな？　明日は食事改善について説明するよ。亜樹さんを含めて３人でのレクチャーになるから、よろしくね～」

昨日、病院からきたメールでは、奈落の底に突き落とされた。
まるで人生が終わったかのような思いで沈んでいた。
同じ1通のメールでも、今は魔法をかけられたかのように晴れやかな気分だ。
沖縄に来て、ほんとうによかった。
早く明日にならないかな～。
今日はなかなか寝つけそうになかった。

〈第２章まとめ〉

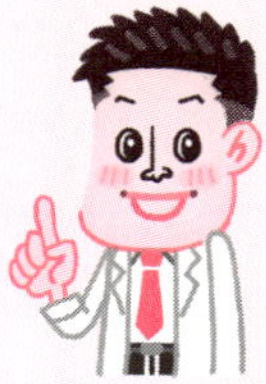

・卵子の質を左右しているのはミトコンドリア

・体液循環がよければ卵子の質が上がる

・経絡の流れをつなげることで体軸が整い、滞りにくいカラダになる

・ペアでマッサージをすればパートナー同士のスキンシップにもなり妊娠率もアップ

・日常で体幹を維持する姿勢・動作をしていれば歪まないカラダができる

第3章

8割の人が妊娠した不妊リフレ

「わたし、キャン恵。よろしくね！」

突然、後ろから明るい声が聞こえた。

振り返ると、30代後半とおぼしきショートカットの女性が立っている。

「あなたもコウ先生のレクチャー受けるのよね？」

「あっ、はい。よろしくお願いします」

「はじめまして。きれいな人ねー。家、近く？」

「とんでもないです……。じつは、一昨日、東京からきました」

「わざわざ東京から？　すごーい、いつまでいるの？」

「明日の朝帰ります」

「そうなんだ。じゃあ、しっかり学ばないと。一緒にがんばろう」

今日はコウノトリ整体院で、不妊リフレの合同レクチャーだ。

待ちわびて時間より30分も早く来てしまった。

ようやく1人目の受講生と出会えたが、椅子はもうひとつ残っている。

「すみません、遅くなりました～！　予約していた林なみえでーす」

フリフリスカートの女の子が、勢いよくドアを開けてきた。

ずいぶん若そうだが、この子も参加するのかな……。

コウ先生が、水の入ったペットボトルを手に取ってひと口含んで合図した。

「これで全員そろったね。じゃ、はじめようか」

「まずは3人の自己紹介をしようか」コウ先生がうながす。

「宮本亜樹です。よろしくお願いします」

「キャン恵です。名前は漢字の恵。苗字は喜ぶに屋根の屋に武士の武って書いて喜屋武。旦那が沖縄の人なんだ～」

「林なみえで～す。お母さんが安室奈美恵さんが大好きで付けてくれたの。でも、漢字は難しすぎるって、ひらがなにしてくれたみたい」

「名前をつけた時点で娘の将来を読み取ってるね……。すごいよお母さん。ところでなみえちゃんはかなり若く見えるけど？」

恵が気になっていたことを聞いてくれた。

「ハタチで～す」

「えっ？　今日、何しにここに来たの？」

「じつは、なみえ、子宮内膜症《ないまくしょう》なんです……」

「結婚しているの？」

「そう。ヒロくんのために、子どもが欲しいんです」

「さて、自己紹介も終わったみたいだし、そろそろレクチャーを始めようか」

まったく収拾がついていない話をコウ先生が切り上げた。

このままスタートするつもりなのか、沖縄の人は大らかすぎる。

カラダは自然によどんでいく

ぼくたちが豚肉を食べたとき、そのまま吸収される？
そんなことはないよね。
カラダの細胞のどこをとっても、豚のＤＮＡは検出されない。
でも豚肉は食べたわけだ。
どういうことか？

人間はいただいた食材の栄養素をカラダに合うよう、体内で人間の栄養素にリセットしているんだ。それをおこなうのが腸内細菌。
つまり、腸内細菌が分子レベルにまで分解してくれるから、人間は人間が使える栄養素を吸収することができる。

そんな大切な腸内細菌を無意識に虐殺《ぎゃくさつ》しているとしたら?

たとえば**食品添加物**。

そもそもなぜ添加物を加えるのか?

「食品が腐敗しないように」とか「味や色が変わらないように」という理由がある。つまり、食品を細菌から守りたいわけだ。

しかし、よくよく考えてみよう。

ぼくたちが口にしたものはすべて腸内細菌により分解され吸収されている。

その腸の中に防腐剤を入れるということは「腸内細菌大虐殺!」だよね。殺すまでいかなくても、腸の働きが弱くなり、栄養素の吸収力が低下する。当然、卵子にも十分な栄養がいかなくなる。

水飲みは1日2リットルを目標にしよう。

飲み方には3つポイントがある。

1．水分ではなく「水」
2．タイミングは「空腹時」
3．量よりも「回数」

お茶やコーヒー、みそ汁などは、水の代わりにならない。
なぜなら、すでにお茶やコーヒーの成分が水に溶け込んだものだから。
カラダに入ったとき、水としての危険物回収作業が期待できないんだ。
また同じ理由で、水を飲むタイミングは空腹時が最適ということになる。せっかく水を飲んでも、胃の中に何かが入っていると混じり合ってしまい、純粋な水の機能が損なわれるから。お腹の中に何もないからこそ、危険物を発見し、運び出すことが可能になるんだ。

また、一度に大量の水を摂取すると、体内の塩分濃度が一気に下がって水中毒になってしまう恐れがある。

これは腎臓の利尿速度（16ml／分）を超えると、体内の水分量に対して0・85パーセントと言われる塩分濃度が低くなり、頭痛やけいれん、最悪は死に至るケースもあるから危険だ。

水はちびりちびりと、のどをうるおす感覚で飲んでいこう。

この飲み方のほうが、2リットル飲むのも簡単。

コーヒー好きの人からよくこんな質問を受ける。

「1日に2リットルも飲んだら、大好きなコーヒーが飲めなくなっちゃいます」

ご心配なく。食事のときに摂取した水分は、食べ物と一緒にお腹の中で混ざるので、水のデトックス効果は期待しなくていい。

水を飲むのは空腹時のみ。**食事のときはコーヒーでもお茶でも好きなものを飲んでいいよ。**

水かぁ……。飲んだほうがいいって言われるけど、全然やってなかったな。

バッグに入っているペットボトルのお茶をちらりと見た。

今朝コンビニで買ったものだ。

わたしってどれだけ卵子を大事にしてこなかったんだろう……。

深く反省する。

このお茶はみんなの前で飲めないな……。

中身が見えないよう、バッグをさりげなく椅子の下に隠した。

便秘が卵子を殺す!?

いくら水を飲んでも、便が溜まっていたら、デトックス作業は進まない。

体内の水が便によって汚染されるだけでなく、汚染された水が腸から再吸収され、血液を通して身体中に回ってしまう。

「便だって元々、体内でつくられたものなわけだから、それほど悪い影響はないのでは?」

こう考えている人がいるけど、とんでもない!

便に含まれる毒素は強烈。その毒素を針先にちょっと付けて培養液に混ぜるだけでも、体外で培養している受精卵はご臨終だ。

カラダは天然の培養室。

胚培養士が培養室の環境をクリーンに保つように、お母さんになる人は、体内環境をクリーンに保たなければならない。それが未来の子どもの命を救うんだ。

では、便秘解消の秘訣を教えよう。

◎フルーツ朝食

毎朝フルーツを食べる。それだけ。

とっても簡単だよね。

バナナでも、オレンジでも、リンゴでも。好きな果物を食べよう。できれば地元の栄養が豊富な旬のフルーツがおすすめ。

フルーツは、水分と食物繊維の両方を同時に摂ることができる。

さらに天然100パーセント。

ただ、寝起きのカラダには、フルーツの水分だけでは足りないから、水飲みをプラスしよう。

食事時は好きな飲み物を選んでいいと言ったけど、朝の水飲みはフルーツの水分を補う意味もあるから、寝起きのコーヒーを習慣にしている人は、そこだけは水にしてね。


よかった。毎朝のフルーツは食べていた。

これは実践できていたと少し気持ちが上向く。


「ここで午前中のレクチャーを終えるよ。お昼休憩にしようか」

コウ先生の合図で講義の緊張が一気に解けた。

集中して聞いていたので、あっという間の2時間だった。

「せっかくだから、みんなでランチに行かない？」恵さんが提案する。

「ぜひ、ご一緒したいです〜。コウちゃんも行こうよ！」

すでにタメ口だ。20歳恐るべし……。

でも、こういう子がいると、場の空気が明るくなる。

「近くにおいしい自然食レストランがあるから、ぼくが案内しよう。亜樹さんは沖縄はじめてだったよね？　そこは沖縄料理も出してくれるよ」


「なみえちゃんのお母さんっていくつなの？」

ソーキそばをふーふーと冷ましながら恵さんが尋ねる。

「38歳！　なみえはお母さんが18歳のときの子どもなんだ～」

「げげっ、あたしと同い年じゃんか」

「でも、ママは結婚しなかったから、ずっとなみえを１人で育ててくれたの」

「そうなの……。なんか、ごめんね」

「いいの。なみえはパパの顔も見たことないし。ママが大好きだから」

きまずい空気になりかけて、とっさに話題を変える。

「ここのお店ほんとうにおいしいですね」

「亜樹さん気に入ってくれた？　ぼくもうれしいよ～」

「無添加だから、安心ですしね」

「栄養バランスまで計算されているんだよ」

「でも家じゃなかなかできないわよ〜」

恵さんが会話に入ってくる。

「いやいや、恵さん。難しく考えすぎだよ」

簡単にできるバランスのよい食事

みんな、自分にいちばん足りない栄養素ってわかる？

即答できる人はいないかもしれないね。

なぜかって？　ぼくたちはそれを知る術《すべ》をもっていないから。

「でも、血液検査でわかるんじゃないの？」って思うよね。

いやいや、すべての栄養素が解明されているわけじゃない。

未知の栄養素や吸収された栄養素同士のつながりまでは特定できない。

だから、必要な栄養素、不足している栄養素を知る必要はない。

食事で気をつけるべき点は2つだけ。
添加物をなくすこと。**必要以上の加工をしない**こと。
つまり、本来食材がもっている栄養素を、そのままいただくこと。
できるだけ多くの食材から取り入れるのが理想だね。

食材は元々1個体として生きている。
その中には成長していくための栄養素がまんべんなく備わっている。
貴重な食材のパーツ（栄養素）を、取り除くなんてもったいない。
それが必要以上に加工（除去）しないという意味だよ。

ただし、食生活を変えるのは、想像以上に難しいもの。

パートナーの食の好みもあるからね。

夫婦でその意味を理解していても行動や感情がついていけないのが現実。

無理に変化させようとすればストレスになる。

段階的に食生活を変えて慣れていこう。


ランチタイムで驚くべき事実を知った。

なんと、なみえちゃんのお母さんが、恵さんの幼なじみだったのだ。

「早希とは、小さいころ、２人して麻宮サキにあこがれて、ヨーヨーの練習をしてたよー。その後、彼女が高校卒業間近に出産したもんだからさー。あっ、早希ってのは、なみえちゃんのお母さんね。みんなでなみえちゃんのこと面倒みたもん。それがはじめての子育てだったかもーって思い出して」

恵さんの話を聞きながら、４人が並んで整体院へ戻る。

道すがら３歳くらいの男の子と母親らしき女の人が目に入った。

アイスキャンディーをねだっているようだ。

男の子が大声で泣きじゃくっている。

なだめる女性の姿を横目に、不思議な感情が湧いてきた。

「わたし、昨日のお昼まで、妊婦さんや子連れの家族を見かけると、何か心がモヤモヤしてきて……。いまは全然気にならなくなりました。逆にほほえましくって、すごく幸せな気持ちになります」

自分でも思いがけないことを口にしていた。

３人が横から笑顔で見つめてくる。

「亜樹さんも楽しくなってきたようだし、午後もしっかり学びましょうか」

「おー！」

コウ先生の掛け声に３人が声をそろえた。

卵子の質を決定的に下げるもの

ここまで卵子の劣化が不妊の本質的な原因だって言ってきた。
でも、どうやって劣化を評価しているのか?
じつは受精卵が分裂するときに、小さなカケラのようなものが出る。
これをフラグメント（細胞断片）と言う。
フラグメントが少なく、きれいに2つに分裂する受精卵は質がいい。
分裂時の大きさやかたちが均等に近いほど、その受精卵は生命力が高いからね。

体外受精をしていると、若い人でも質の悪い卵子しか採れない例も少なくない。逆に、40歳以上でも質のいい卵子が採れて、あっさり妊娠することもある。

もし、卵子の質が年齢（時間の経過）だけに左右されるなら、ある年齢以上になると、世の中の女性は一斉に妊娠できないってことになるよね。

もちろん、そんな事実はない。だからこそ不妊に悩み、いつ治療をやめたらいいのかがわからなくなってしまうんだ。

では、いったい何が卵子の質を低下させるのか？

午前中に説明した食品添加物がそうだね。
ただ、生きた卵子を直接観察して、もう1つの発見があったんだ。
それは**薬の使用量と卵子の質の低下は比例している**ってこと。

もちろん、薬の効果を否定しているわけではないけど……。
本来、薬は異常な状態を、平常な状態に戻してくれるものだよね。
そのとき、症状が出ていない部分はなんらかのダメージを受けてしまう。
それが強く現れたものは副作用と呼ばれる。

ぼくたちのカラダは、毎日ダメージを修復している。

ダメージのスピードに修復が追いつかないと劣化する。

その初期症状が不妊なんだ。


大学時代にこんな実験の話を学んだ。

少し残酷だけど、水を張った水槽に1匹のマウスを上からちゃぽん、ちゃぽんと何度も落としてストレスをチェックするんだ。

すると、まず胃に穴が開いて、数日続けると次に睾丸《こうがん》が小さくなる。

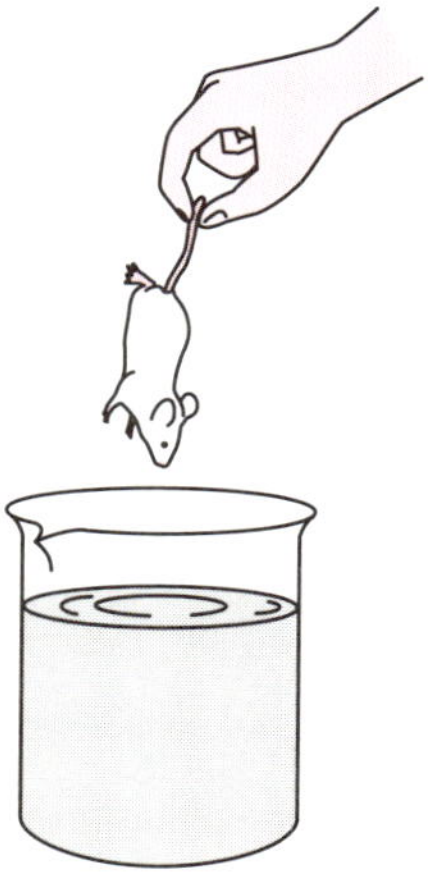

マウスを水に落としてストレスをチェックする実験

生物は子孫を残すよりも、その個体を守ることを優先するようにプログラムされている。生殖系の修復はつねに後回しになる。

反対に言えば、生殖系はそれだけストレスの影響を受けやすい器官だって言えるよね。

カラダになんらかの不調があると、妊娠が難しくなる。

だから、不妊リフレのイメージは治療ではなくリハビリなんだ。

本来もっているカラダの機能を回復する意識、カラダ、環境をつくって卵子の劣化の壁を乗り越えるものなんだよ。

「では、今日の講義はここまで。みんなお疲れさま〜」

終日のレクチャーも無事に終了した。

「お疲れさまでしたー」

「コウちゃん、お疲れー」

恵さんとなみえさんも少し疲れた表情を見せつつも笑顔だ。

「コウ先生、ありがとうございました」

わたしも笑みがこぼれる。

すがすがしい達成感だ。

明日には帰らなければならないけど、この3日間はほんとうに充実していた。

確実に何かが変わりつつあることを、全員が実感しているに違いない。


「亜樹さん、明日帰っちゃうんだよねー」

「そうなの。東京に来ることがあれば教えてね。案内するから」

「はい、ぜひママと一緒に遊びに行きます！」

なみえさんがうれしそうに屈託《くったく》のない笑顔を見せる。

「じゃあライン交換しよっ」

恵さんの提案で、全員がスマホを取り出した。

「あれ？　亜樹さんの待受。旦那さんなの～？」

「どれどれ～わたしにも見せて」

　2人して横からスマホをのぞき込んでくる。

「イケメンじゃないですか!?」

「そうかな……。年下だから、若く見えるだけかも……」

「姉さん女房なんですね。やりますね～」

「そんなことないよー」

「いいですね～。表情から亜樹さんへの愛情があふれ出てますもん」

　盛り上がるなみえさんの隣で、固まる恵さん。

「あれ？　恵さんどうしたんですかー？」

「大丈夫？　気分でも悪くなった？」

　2人そろって困惑する。

　すっかり青ざめた表情で、恵さんは恐る恐る口を開いた。

「いや、じつは……。言っていいのかわからないけど……」

「どうしたんですかー？　言ってくださいよー」

「どんな展開になるかわかんないけど、いつかはわかることだし、言うね。亜樹さんの旦那さんの名前、もしかして武蔵っていっちゃったりする？」

「なんでわかったの？　フルネームだと宮本武蔵だから、恥ずかしくってあまり人前では言わないようにしてるんだけど……」

「武蔵さん……。なみえちゃんのお父さんだよ」

「えっ？」

「早希が高校生のときに付き合ってた人よ。間違いない」

……。

全員が言葉を失う。

たしかに、夫に子どもがいることは知っていた。

ただ、大学時代のことで一度も会っていないと聞いていたのだ。

それが……。まさかこんなかたちで事実が明らかになるなんて……。

「えーと、ぼくは引き寄せとか、そう言った言葉に鈍感だし、あまり気にしないタイプなんだけど。この整体院はなんだかそんな空気があるみたいだね。

じつは、亜樹さんの旦那さん、ぼくの知り合いでもあるんだ。埼玉の大学で一緒だったんだ。ぼくは途中で中退しちゃったんだけどね」

「えぇ！　コウ先生まで知り合い？」恵が声をあげた。

「同じアパートに住むようになってから、時々2人で呑むようになって……。そのとき『彼女との子どもができた』って相談を受けてて。結局、ぼくは沖縄に戻って別の大学に通い、彼は結婚せずに就職してなみえさんのお母さんとは別々の人生を歩むことになったんだ。それきりだったんだけど……」

「じゃあ、先生はなみえのことやママのこと、知ってたの？」

「いや、知らなかったよ。でも、1ヵ月前に武蔵から突然連絡があったんだ。どこかで不妊リフレのことを知ったみたいで、自分の奥さんに教えてもらえないかって」

「先生、なんでわたしが沖縄に来たときに教えてくれなかったんですか？」

「それはぼくの守秘義務だよ。武蔵は妻には直接言えないから、共通の友だちを通してコウノトリ整体院のことを伝えるって。自分のことはタイミングをみて伝えてほしいって。今がそのタイミングかもしれないね。亜樹さん、ちょっとつらいことも伝えることになるけど、話していいかな？」

「はい、お願いします」

「武蔵ってさ、芦屋の裕福な家庭で育って、大学1年のときすでに父親の会社の役員になってて、学内でも超有名人でさ。将来は父親の貿易会社を継ぐ予定で、付き合ってる彼女が高校を卒業したら結婚するって言ってたもんね。それが早希さんなんだけど。それって、まさに幸せそのものじゃない」

「じゃあ、なんで結婚しなかったんですか？」

「そのとき阪神・淡路大震災が起こって武蔵のお父さんの会社、あっという間に倒産しちゃったんだよ。多額の負債を背負っただけじゃなくて、お父さんは病気で他界してしまったんだ……。

　武蔵はその後の1年間、会社の整理に追われてたよ。熱い男だからさ、最後まで義理を通して、保険金をまず従業員の退職金に当てて。結局本人は7000万円の借金を抱えてしまった。妊娠が発覚したのはちょうどそのときだよ」

「なんか、誰に文句を言っていいのかわかんなくなっちゃった」

「そーだね。今の不妊治療の現状もさ、決して誰かが仕組んだわけではないはずなんだ。でも現実に日本は世界一の不妊大国なんだ。医療は最先端なのに。だから一人ひとりの認識を変えていかないとね。認識が変われば、カラダは変わるわけだし。そういう人が集まれば、世の中の流れも変わっていくんじゃないかな」

「コウ先生が言いたいことはわかるけど、なんかなみえちゃんと亜樹さんのことを考えちゃうと、全然釈然《しゃくぜん》としない。モヤモヤが残ったままだよ」

恵さんがポツリと漏らす。

わたしもあまりにも多くの情報が流れ込んできて、疲労感でいっぱいだ。

「なみえさんも思うところがあると思うし、そろそろ終わりにしませんか?」

「そうだね。最後なのにヘビーな日になっちゃったね。このへんにしておこう。ぼくも少し考えたいことがあるからね。最終回お疲れさま」

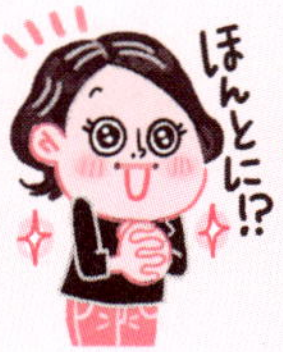

〈第３章まとめ〉

・食事で気をつけるべきは食品添加物をなくして、必要以上に加工しないこと

・水飲み3つのポイント
①お茶やコーヒーではなく「水」　②空腹時に飲む　③1日2リットルを目標に回数を多く飲む

・毎朝地元の、旬のフルーツを食べて排泄をよくする

・薬の使用量と卵子の質の低下は比例する

第4章

なぜ不妊治療がうまくいかないのか

「高く！　もっと高く散ってしまえ！」


荒れ狂う海。

ホテルの部屋から外を眺めると、防波堤に強く高波が打ちつけている。

このまま一緒に砕け散りたい気分だ。


はじめての沖縄滞在はあまりにも衝撃だった。

旦那に子どもがいることは知っていたが、まさか同じ会に参加していたなんて。台風で帰りの便が欠航にならなければ、今すぐこの地を離れたかった。

自分の知らないところに幸せがあった。

そのことが自分をさらに不幸に追い詰める要因に思えてならない。

恵もまた、自分の発言に苦悩していた。

「あのとき、言わなければよかった。わたしさえ参加してなかったら、亜樹さんやなみえちゃんを傷つけることはなかったよね……」

それぞれの思いが交錯するなか、猛烈な風雨が沖縄を直撃する。今年は例年になく台風の襲来が多い年である。

地元では「あたり年」と表現している。そのなかでもっとも怖いのが、秋台風と呼ばれる存在だ。10月以降に訪れる強い風を伴った台風のことである。今、訪れているのは最大瞬間風速70メートルを超える過去最大級の勢力だという。暴風警報前にほとんどの店が閉まり、公共機関も会社も早めに仕事を切り上げたらしい。

朝から押し寄せてくる買い物客で、午前中のスーパーは大忙しだった。

なみえは、昨日のことなど考える余裕もなく、必死でバーコードをスキャンし続けた。暴風圏内に入る直前のスーパーでは、数時間で陳列棚の食料品が買い尽くされる。つまり、従業員にとってはこの時間だけで1日分の仕事を強いられることになる。なみえにとっては、考え事をする暇もないほどの忙しさが逆に救いだった。

台風がこのモヤモヤまで奪い去ってくれないか。

亜樹、恵、なみえ、全員が同じことを期待していた。

コウ先生自身も、その1人であったのかもしれない——。

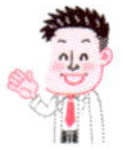

救える命、救えない命

コウノトリ整体院では、すでに昨夜のうちにひととおりの台風対策は済んでいた。強風で窓がガタガタと揺れる。コウ先生は院内で1人、いままでのことを思い出しながらコーヒーを飲んでいた。

胚培養士として救うことのできた多くの人生、救えなかった多くの人生。

そして、整体院を開業してからのこと。

自分が救ってきたものって、なんだろう……。


かつての同僚に電話をかけた。自分と同じく病院での仕事に疑問をもっていた仲間だ。いまは開業医をしている。

「青井先生。今、電話大丈夫？」

「なんだコウちゃんか〜、沖縄は台風で大変そうだなー。どーした？」

「じつはさ、近々またお世話になるかもしれない」

「あぁ、そういうことか。全然大丈夫だよ」

「じゃ、もしお願いすることになったら連絡するね」

「りょうか〜い」

男同士の電話なんてそっけないものだ。わずか数秒で会話は終わった。

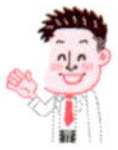

不妊が克服できない理由

正午を過ぎたあたりから、本格的に暴風圏内に入った。さすがに窓の外からは人影が消えている。ほぼ全県民が自宅でテレビを観るか、ネットをするかして嵐が去るのをじっと待つだけだ。

恵がテレビをつけた瞬間、バチッという音と共に、部屋の電気がすべて消えた。停電である。あとは読書をするかスマホをいじるかしかない。

スマホを見ると、コウ先生からラインのグループにメッセージが届いていた。

「台風対策、お疲れさまです。いよいよ本格的になっちゃいましたね。これから半日間、ひさしぶりに電気のない生活を楽しみましょうか！

このメッセージは、連絡事項とかいうものではありません。みんなのわだかまりを取り除くヒントになればと思っての独り言です」

しゃべりと同じく、ゆっくりした口調が文面にも表れている。

ほんと、つねに緊張感のない人である。

「昨日の話題に対してのぼくの反応に不快感をおぼえた人もいると思います。みんなを嫌な気持ちにさせてしまってごめんなさい。主催者として真摯《しんし》に受け止めたいと思います」

やっぱり謝罪するのがいちばんだよね。

恵もメッセージを読みながら、同じ気持ちであった。

「不妊は病気ではない、たぶん、この言葉はすでにみんなの常識になっていると思います。今も、これからも、深く傷つき、悩み、モヤモヤするかもしれません。とくに今日みたいな嵐の日には、いろんなことを考えがちですよね。

でも、涙を流したあとは、いつもの笑顔に戻ってください。それが友人であるぼくの願いですから。　あなたの友人コウちゃんより」

閉じ込められたホテルの部屋でメッセージを読み終え、涙があふれてきた。
コウ先生は私たちのことをただの一度として患者さんと読んだことはなかった。はじめて会ったときに下の名前で呼ばれたのも、距離を縮めたいだけだと思ったけれど、ほんとうに友人として見てくれていたのだ。

これまでなぜ不妊治療がうまくいかなかったのかがよくわかった。
不妊は病気ではない。コウ先生ははじめからそう言っていた。
そして不妊になるいちばんの原因はストレスである、と。

この言葉の意味を心から理解できていなかったのだ。

体液の巡りがよくない、添加物を摂っている。

そんなことはあとから出てくる問題なのだ。

病気でもない人を病人扱いするなんて、普通の人は絶対にやらない。友人に「患者さん」なんて呼ぶ人もいない。

なのに、わたしは自分をどう扱ってきただろう？

自分の卵子、未来の子どもを大切にしないで、自分で勝手に「普通の女になれない、産めない女なのだ」と自己批判、自己憐憫《れんびん》におちいっていたのだ。

なぜコウ先生は、同じ悩みをもつ人たちを集め、一緒に学ぶ場を設けたのだろう？

コウノトリ整体院は特別な空間だった。年齢もバラバラ、家庭環境もバラバラ、育った環境も違う人たちが集まり、共に同じ目標に向かう。

それって、友人以外の何物でもないのでは？

あの場には患者というあわれみが微塵《みじん》も存在していなかった。傷を負った者同士の寄り合い場ではなく、希望をもって挑戦し続ける友人同士の場だとしたら、わたしは悲劇のヒロインではなく、夢の途中で仲間と苦さを噛み締めただけなのかもしれない。

わたしに比べたら、なみえさんのほうが重傷だよね。何を気に病んでいたんだろう。なんか無性になみえさんを抱きしめたくなった。励ましてあげたい。

恵にとっては、コウ先生からの予想もしないメッセージの終わりに、正直安堵感をおぼえていた。自分の発言は決して間違いではなかったのかもしれないことに。人懐っこい恵にとっては、ついつい目の前の相手に心を許し、余計なことまで口走ってしまう癖があるからだ。そして、自分の性格の至らなさに、毎回反省するのだ。

あの場所に集まってくるのは、いまの自分を受け止めてくれるメンバーたちなんだから、今度はわたしがみんなのことを受け止めて恩返ししなくっちゃ。

なみえは、父親の愛情を受けずに育った。それがなみえの旦那依存症である原因かもしれない。幼いころから社交性はあったが、表面的な人間関係しか築けなかった。亜樹さんの旦那さんが自分の父親だと知ったとき、じつは不思議と冷めた自分がいた。そのことに、なみえ自身すごい違和感を感じていた。

もっと泣きじゃくったり、怒ったりする感情が湧くものなのかな……。

自分自身を薄情者だと思いはじめていたところだった。それとも母親に遠慮しているのか？　そんな疑問のなかでのコウ先生からのメッセージだった。

「あっ、なんだかわかった気がする。父親に愛情がないとかじゃなくて、わたしは旦那を、ママを愛することに精一杯なんだ。そして、あの整体院でできた新しい友だちを大切にしたいんだ」

思わず出た心の声だった。父親に会いたいという思いよりも、亜樹さんに幸せになってほしいという思いのほうがはるかに強かった。

恵ねえに対しても同じだ。みんなで妊娠して、みんなで子育ての苦労を分かち合いたい、そんな気持ちしかなかったことに気づいたのだ。

夜遅く、各家で一斉に明かりが灯った。

停電が終わったみたいだ。

風はまだ少し強いものの、台風はいつの間にか通り抜けていた。

第5章

不妊リフレで赤ちゃんができた人たち

「みんなそろったね。早速はじめようか」

コウノトリ整体院にゆる～い声が響く。

講義という緊張感はまったくない。

「みどりさん、えみりさん、まきさん、小百合さん、今日１日よろしくね～」

いつもどおりのニコニコ顔で、コウ先生が挨拶した。

「よろしくお願いします」

黒板の前に座った４名の声がシンクロする。

「じゃあ、今日は最初にコウノトリ整体院の卒業生たちを紹介するね」

担当医に示唆されてあきらめかけた不妊治療。体質改善で1年後に妊娠！

43歳　中学校教師

宮本亜樹さんは右側の卵管がなくて、年齢のこともあり、最初の病院では担当医からもあきらめるように言われてたんだ。

あと、県外の人だったから、とても通えない距離でね。だからといって、投げ出したら、彼女を助ける人は誰もいなくなっちゃうからね。

うちに相談しに来る人って、ほとんどの方が病院での不妊治療で失敗している人が多いからね。そのぶんこっちも真剣になるよ。家族や友だちを助けるのと同じ気持ちで臨むもん。ちょっと不謹慎《ふきんしん》だけど、ぼくにとっては毎回人生をかける仕事をさせてもらって感謝以外ないもんね。


彼女を一目見て気になったのが「脚のむくみ」だった。「これはまずい」って思ったからね。きれいな人だったけど、俗にいう「象さんの足」だったんだ。

普段、トイレが近くなることが嫌で、意図的に水分補給を制限しているとのことだった。

そこで、次のアドバイスをしたんだ。

1. 職場のトイレの場所はすべて把握すること

2. 外出先でも、まずはトイレの場所を確認すること

3. 移動中はこまめにコンビニに立ち寄り、とりあえずトイレに入るように

コウ先生：トイレに行く習慣をつけることが、1日2リットルの水飲みを簡単にするよ。職業的に水を飲まないようにしている人も参考にしてね。

◎不妊リフレ・ペアセッション

本来なら少なくとも2週間に一度は施術を受けてほしいんだけど、亜樹さんにレクチャーしたあと、じつは旦那さんにも沖縄に来てもらったんだ。

2日間かけて不妊リフレマッサージをおぼえてもらい、その後はスカイプで月に1回、手技のチェックをするってことでね。

亜樹さんの旦那さん、すごくいい人で、真剣そのもので吸収していったからね。正直、あの旦那さんあっての妊娠だと思うよ。

その後、転院して亜樹さんが整体院に来てから1年後、正月休みのときに1通のメールが届いたんだ。

「先生、妊娠しました！　自然妊娠です！　水飲み、食の改善、正しいタイミング法、不妊リフレ、転院、すべてがうまく回りました！」

そのあいだ、体外受精（採卵）を2回おこなったんだけど、2回とも卵胞が育たず卵が採れないという空振りに終わっていた。

体外受精6回、胚移植1回をおこない、うまくいかなかったけれど、現在は家族3人で幸せに暮らしているよ。

じつは亜樹さんの場合、裏話があるんだ。

「ペアセッション」、もともとは旦那さんが亜樹さんに施術してくれるのを前提に教えたんだけどね、実際は亜樹さんも旦那さんに施術してたんだよね。だってほら、相手がむくみが取れて気持ちよくなっていたら、見ててうらやましいじゃん。結局は「おれのもやってよー」ってなってたみたい。

想像を超えた理想状態よ。それで旦那さんの精子ももっとよくなったみたいだし。そのときほどスキンシップの重要性を教えてもらったことはないかも。やっぱり愛の力はすごいね。奥さんに美脚までプレゼントしちゃってさ。

亜樹さんって、じつは義理のお母さんとうまくいってなかったんだ。それですごくストレスを抱えてて。その解消にもいい方法がないか悩んだけど、結局は旦那さんが毎日マッサージしてあげることによって解消しちゃったんだよね。

状況は非常に厳しかったけど、**完璧を求めなかったことも成功要因のひとつ**。夫婦で地道に体質改善に励み、努力が実を結んだ結果だね。

不妊解消の期間は長期に渡ることもあるから、自分にできることを見極めて、それを集中しておこなうほうが、結果につながりやすいんだ。

みどり：ペアセッションなんて教えたら、先生の仕事なくなっちゃいませんか？
コウ先生：みどりさん、ちょっとカン違いしてるよ。ぼくの仕事は不妊治療じゃないよ。幸せな友だちを増やすことだよ。
まき：えぇ～、先生ってどんだけ大きいの？
コウ先生：それも誤解かも。もともと友だちが少ないから、友だちを増やすためにこの仕事やってるんだ。フェイスブックで見つけたら、友だち申請してね笑。
えみり：なんかその気持ちわかる気がします。何歳になっても、気の置けない仲間とビーチパーリーしたいですもんね。
コウ先生：そーそー、それそれ。浜辺で酔いつぶれて、二日酔いで「仕事に行きたくな～い」って駄々こねて。結局自己嫌悪にハマっちゃって。あれ？ あんまりよくないじゃん？

小百合：先生、妄想が暴走しすぎです！
コウ先生：失礼、じゃあ次の事例を紹介するね。

人工授精8回、体外受精5回のあいだに体質改善して自然妊娠

38歳　美容師

喜屋武恵さんがこの整体院に来たのって、転院の相談だったんだ。というのも、体外受精を2回したけど、一度も受精までいかなくてね。ていうか、その時点で採れた卵は1個もなかったんだ。それで「病院が悪いかもしれない」と思って相談に来たって流れ。

技術職の方に多い傾向だけど、人工授精や体外受精に失敗しても、ストイックに何度もチャレンジする人がいる。そのエネルギーには敬服するけど、せっかくなら病院の良し悪しも含めて、**生活スタイルにあった病院を選ぶ**ことも重要。

たとえば彼女の場合、仕事の終了時間は予測がつきにくく、週末もほぼ出勤と

いう状態だった。そこで遠方の病院、そして治療の進み具合が遅い病院は外すと、選択肢を絞っていったんだ。

ただ、**ＡＭＨ（アンチミューラリアンホルモン）**の値が０・４しかなくてさ。ＡＭＨとは、卵巣年齢の基準になる値のことだよ。この数値が小さくなればなるほど、卵の育ちが悪い、あるいは卵の質が悪いって理解してもらうといいよ。すごく簡略化すると、ＡＭＨが１なら、１回の周期で１個の卵が採れる可能性がある。この数値は一度下がったら、二度と上がることはないって言われてる。

でも「不妊は病気ではない」って言葉を思い出してね。カラダの不調って、つまりこの場合はＡＭＨの値になるんだけど、それは直接の原因じゃないんだ。わかるかな？

ＡＭＨが低くなった原因を考えていかないとね。低いから上げる、高いから下げる、じゃなくて、**低くなった原因を改善する。**

彼女は水を全く飲まない、長時間、目、肩、腕、腰を酷使することから、慢性的な肩こり、腰痛を抱えていたんだ。カラダはガチガチ、仕事は詰め詰めって感じでね。不妊の原因がたくさんあった。

さらに「大好きなチョコレートは絶対にやめない」って言いきって、それだけは克服する気もなかったんだ。あっ、真似したらダメだからね。みんなは減らすに越したことはないから。

家がこの整体院の近くなもんだから、週に3回の不妊リフレマッサージにはまじめに通ってくれたよ。

でも美容師という職業柄、一旦仕事に入るとなかなか抜けられず、うまく水飲みができなかったんだ。でも馴染みの指名客には状況を説明して、きちんと理解してもらったり、仕事中でもちょっとしたときに経絡を整えてつなげるマッサージをしていたみたい。

その後も新しい病院で2ヶ月に1回は体外受精に挑戦したんだけど。すべて卵胞が育たずにキャンセルになったんだ。

恵さんの場合は「不妊は病気ではない」という言葉を腑に落として、それ以外の**不調部分（慢性的な肩こりや腰痛）に目を向けた**のがよかった。

顕在化《けんざい》している不調を優先的に取り除くことに集中して、体外受精をやらなかった月も、つねに教わったタイミング法を実践してたんだ。それでめでたく妊娠したわけ。後日、かわいい女の子の写真を見せてもらったよ。

恵さんは自分のカラダを信じきったんだ。

小百合：すごい。わたしもパソコン作業で肩こりがひどいから参考になります。

コウ先生：じゃー、次の事例も見てみようか。

悩まされていた子宮内膜症を克服して、待望の赤ちゃんに恵まれた！

21歳　パート

林なみえさんは、最初仕事による腰痛に悩んで整体院に来たんだ。毎日夕方から夜中に働いていて不規則な生活を送っており、慢性的な便秘にも悩まされていた。１週間便通がないのも当たり前だと言う。

そこで施術をしたところ、あまりの痛さに飛び上がっていた。それだけ体液の流れが滞っていたんだね。本人も「これはまずいですね」と自覚していたよ。

整体院を訪れた翌日、便が1日に何度も出て、どれだけ溜め込んでいたのかと自分でも驚いたと言っていた。尿もたくさん出たそうだ。

彼女は若かったけど、病院でブライダルチェックを受けたときに**子宮内膜症《ないまくしょう》**が見つかったんだ。これは本来、子宮にしか存在しないはずの子宮内膜や子宮内膜様の組織が、子宮以外の場所にできる病気だ。女性の10パーセントに発症していると言われている。

原因はわかっていないけど、月経時に剥《は》がれ落ちた子宮内膜の一部が、卵管を逆走して卵巣や腹部臓器に達して増殖するという説が最も有力視されている。

なるべく水を飲み、季節の野菜を意識して摂るようにアドバイスした。自分でも脚マッサージを始めて、仕事も昼間のシフトに変えたそうだ。

さらに疲れが溜まっていると感じたら放置せず施術を受けに来てくれた。ひどかった生理痛も収まって、徐々にカラダがラクになってきたと言っていた。

本人は子宮内膜症などもあって、できないかもしれないと心配していたけど、半年後に自然妊娠。「コウちゃん、ほんとうにうれしい。家族３人で毎日ほんとうに幸せ！」と笑顔で報告に来てくれた。

原因不明の子宮内膜症に悩む人が多いけど、結局、**子宮内膜症も不妊解消とやるべきことは同じ**で、食生活を改善し、腸内環境を整え、体液を流すことで克服できる。なみえさんは、水飲みによる便秘の解消がターニングポイントになったと言えるね。

まき：コウちゃんって、見た目と違って熱い男だよね。

えみり：そうそう、ほんとうに人間好きで面倒見がいい。

コウ先生：いやいや、その逆だよ。もともと人間嫌いだったんだ。だから胚培養士になったんだよ。だって、培養室にこもりっきりで、人と接しなくていいからね。

でも培養室の中でずっと卵を見続けていたらさ、こんな小さな細胞がさ、人格をもった1人の人間になるって考えたら、すんごく人間のことが好きになったんだ。人間関係不器用なくせにね。それで整体院を開いたって経緯があるんだ。だって、いろんな人と関われるからね。

子宮筋腫も体液の循環がよくなってすっかり解消！　２人目を無事に出産

39歳　主婦

白石早希さんは、じつは先ほどのなみえさんのお母さんなんだ。

彼女は最近結婚して、なみえさんの変化を目の当たりにしたもんだから、２人目がほしいと相談に来てくれたんだ。

体重が70キログラムを超えていて、代謝がよくないので夏場でも汗をほとんどかかない。かたや深刻な冷え性で、夏場も低体温であるという状態。

また、生理の量が多いことが気になって病院で調べてもらったところ、**子宮筋《きん》腫《しゅ》**（子宮内に腫瘍ができてしまう症状）が見つかってね。

早希さんはどうしても食べすぎてしまい、食事の改善は難しいということだったから、2週間に一度は施術に来てもらい、水をこまめに飲むよう助言したよ。施術に来るたびに「体液の循環がよくなってから、カラダの動きもラクになった」と体質が変わっていく実感を味わい、汗も出るようになったみたい。

来院から3ヵ月目に自然妊娠。病院へ通うことも検討し始めていた矢先の出来事で、とても喜んでいたよ。

「太りすぎてホルモンバランスも崩れっぱなしだったのかな？　血流も悪かったんだと思います。いまは久しぶりの子育てに追われていますが、授かれたことに感謝です」とうれしそうに話してくれた。

子宮筋腫もなぜ起こるのか、原因はきちんと解明されていない。ただ、大きく表現すると、細胞やホルモンの誤作動ということがわかる。

ホルモンが乱れていたら、本来あるべきところとは関係のない細胞分裂が起こる可能性があるからね。それが筋腫になるんだ。

早希さんは肥満気味で低体温ということから、新陳代謝がよくなかったことがわかる。最大の原因は食の乱れだったけど、食の改善は時間がかかるから、プロの施術家による半ば強制的な体液流しを併用することも結果を出す近道だね。

えみり：すごい。原因がわからない症状でも、不妊リフレにかかれば解決できちゃうんですね。

コウ先生：みんなそれを聞いて奇跡のような方法だと期待するけど。実際にぼくがやっていることはお手伝いにすぎないんだ。最後に精神論のような話になってしまうけど、ぼくがいちばん大切だと思っていることを伝えるね。

思考で細胞は変わるのか？

思考って、当然ぼくたちの脳の活動だよね？　じゃあ、その脳って何からできてる？　もちろん、一つひとつの細胞が集まってできてるよね。

この中に脳が自分のカラダから離れたことがあるっていう人はいる？　脳だけじゃないね。カラダのどの部位でもいいから、一瞬でもカラダから離れてまたくっついたことのある人は？


移植手術をしたことがないかぎり、普通そんなことはないよね。

つまり、ぼくたちのカラダ、ぼくたちの脳って、すべて1つの受精卵からはじまり、それからはたったの一度も離れ離れになったことはないんだ。産まれてこのかた、いや産まれる前から、ずっと、ずっ～とつながったままなんだ。


何が言いたいのか？

ある場所での細胞の活動は、当然、別の場所の細胞にもなんらかの影響を及ぼしてるってこと。だって、細胞同士はつながっているからね。

思考も同じだよね。思考した途端つまり脳細胞が活動した途端、カラダのほかの部位の細胞にも必ず何かしらの影響を及ぼしてる。それが感情の乱れとかになると、その影響はかなり大きいはずだよね。
病院に行って病気の人を見るだけで体調が悪くなることってあるじゃない。あれも類似の現象なわけだから。

えみり：卒業生の話を聞いて、自分もやれるかもって思えてきました。
まき：きれいになっちゃうのかー。
小百合：わたしもペアセッションを教えてほしいです！
みどり：わたしもー。
コウ先生：妊活は妊娠体質づくりとも言い換えられる。赤ちゃんができるのを楽しみに待ちながら取り組んでみてね。

〈第５章まとめ〉

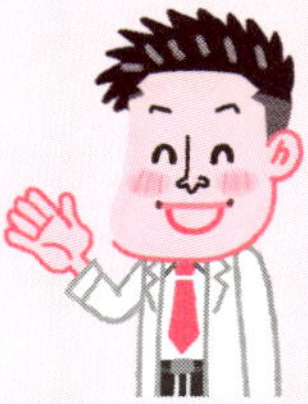

・トイレに行く習慣をつけると水飲みもラクになる

・ペアセッションをすることで不妊リフレマッサージの効果もアップ

・不妊以外の不調部分に目を向けて改善する

・子宮内膜症も不妊リフレでやることは同じ

・子宮筋腫はカラダの巡りをよくすることで解消する

・思考、感情の乱れが細胞にも影響する

第6章

何が正しいの？
誤解だらけの不妊治療
Q＆A

「青い鳥クリニック」

相変わらず、メルヘンな名前ね……。
真っ白な壁に掛けられたブルーの看板を前に、わたしは心の中でつぶやいた。

さわやかな冬晴れの日。寒さを忘れさせるかのようにサンサンと太陽が輝く。
はじめて訪れた沖縄も、こんな澄みきった空だったな……。

コウノトリ整体院と出会い、衝撃の真実を知ってから3ヵ月が経った。
自分の人生観を大きく変えた出来事。一緒にレクチャーを受けた仲間たち。
恵さん、なみえさん、そしてコウ先生。
みんなの顔が頭の中を駆け巡る——。

沖縄から戻って1週間後、コウ先生から1本の電話があった。

「ぼくの代わりに武蔵にマッサージしてもらうといいよ～」

それから夫も沖縄へ渡ってコウノトリ整体院でレクチャーを受けたのだ。

夫婦で不妊リフレ・ペアセッションを続けて3ヵ月、体外受精に再挑戦しようかとコウ先生に相談をすると、知り合いが東京で産婦人科を開業しているという。紹介されたのが青い鳥クリニックだった。

「はじめまして、青井です。宮本さんの話はコウちゃんから聞いてますよ」

青井蒼《そう》先生は、一時期コウ先生と一緒に働いていたこともある産婦人科医だ。

「コウちゃんの数少ない友達の1人です笑。ところで、亜樹さんは幸せの青い鳥って信じる？」

「青い鳥？　チルチルとミチルの話ですか？」

「そうそう。もし青い鳥が存在したらどうする？　飼いたい？」

「そりゃー飼いたいですよ。赤ちゃんもできそうだし」

「だよね。おれも飼いたい。そして宝くじをバンバン買っちゃうね」

「動機が不純だな〜」

「おれ、オカンが妻子持ちの人とのあいだにできた子どもだから、サポートしてくれる人は誰もいなかったわけよ。大学に入ってからも専門書1冊買うのにも悩んだりしてさ。だから早くオカンにラクをさせてあげたくてね。必死で勉強したよ。

一方でコウちゃんは将来、教授を嘱望《しょくぼう》されるほど優秀な奴だったけど、『人間と関わりたくないから』って理由で畜産学科に入ったって言ってた。変わり者同士、気が合ったのかも」

「それを聞いたら全然憎めなくなっちゃいました。愛情がかたちを変えただけですね」

「ははは、ありがとう。今日の話にも愛があると感じてもらえたらいいね。

亜樹さんは、コウノトリから幸せを呼び込む方法を教えてもらった。あとは青い鳥から幸せを受け取る方法を教わるだけだね」

不妊治療の現場では一切注目されていないこと

不妊は100人いれば100とおりの原因がある。

たとえば、親の介護疲れ。不妊治療の現場では一切注目されていないけれど、患者さんと接すると、介護によって食生活や睡眠が乱れたり、夫婦関係が悪化するなど、裏側に多くのストレス要因が見つかる。

これに対して、病院側では**原因のないところを必死に治療しようとする。結果が出ないのが当たり前**なわけだ。

もしくは、不妊治療を開始した途端、病院に丸投げする人がたくさんいる。人生の一大事なのに、大げさではなくすべてを託してしまうんだ。

これを「病院を信じてる」とか「医者を信頼している」なんて言葉で片づけな

原因は別のところにある

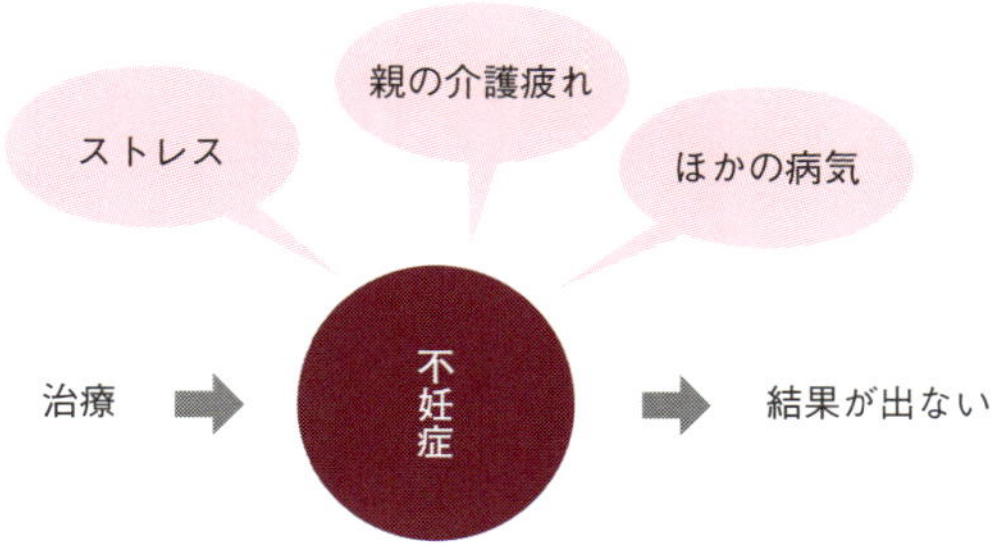

いでほしい。


病院は、対症療法の選択肢を提示するのが仕事。

どの治療法を採用するかは亜樹さん自身の仕事だよ。


理想の不妊解消法は何かというと……。


矢印の方向を変えるだけでいいんだ。

病院が得意なのは検査や治療。矢印を変えるのは、患者さん本人の仕事だ。**根治療法（体質改善）は本人にしかできない。**

ただ、不妊の現場では間違った情報もたくさん氾濫《はんらん》している。

その１つが妊活サプリだ。

Q1　妊活サプリは効果があるの？

ネットで不妊治療のことを調べると、女性機能、男性機能を改善するという触

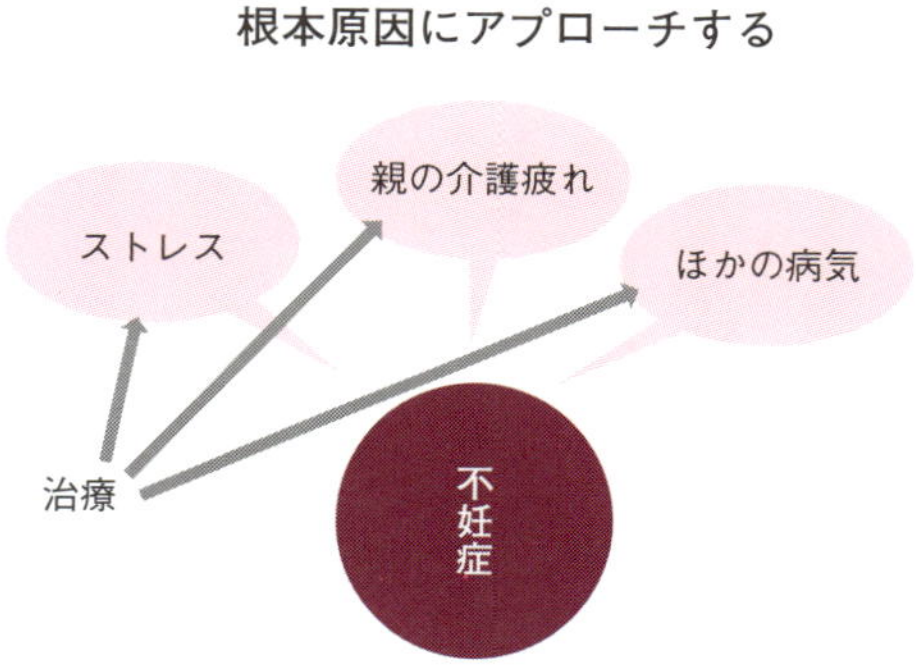

れ込みで、妊活用のサプリメントがたくさん出てくる。

ミトコンドリアを活性化させると言われるけど、それはサプリメントとミトコンドリアだけの関係にしか注目していない。

自然界にないものをカラダの中に摂り入れると、解毒のために臓器が働く。

サプリメントの効果があったとしても、人工的な異物を処理するために、臓器に負荷がかかる。

機能が回復しても、他方で消耗する。

結局は堂々巡りで**プラスの効果は期待できない。**

「このように世間の常識が必ずしも正しいとはかぎらない。誤解された不妊解消法が世の中にはあふれている」

「そうなんですね」

「たとえば子宮の温めもそうだね」

「コウ先生も言ってたけど、なんでですか？」

Q2 子宮を温めると、ほんとうに妊娠しやすくなるの？

人間の体温は大きく皮膚体温と深部体温に分けられる。

平熱が35・5℃と低い人でも深部体温は37℃前後あるのが普通なんだ。

この深部体温は1℃下がるだけでも、悪寒がしてブルブルと震えが出てくる。

つまり、子どもが産めないほど子宮が冷えているお母さんは、そもそも自分の生命維持すら危険な状態ってこと。

たしかに末梢《まっしょう》へいくほど体温は低くなるけれど、子宮はそもそも冷えていないし、冷えていたとしても、普通に生活できていれば、十分な温かさをもっている。

「低体温の人はどうなるのですか？」
「それでも少しでも温める効果はありませんか？」
「実際に子宮を温めて妊娠したという人がたくさんいます」

子宮の温めは効果がないって言うと、こんな質問がたくさん飛んでくる。なんとなく「温める＝血液が循環して生殖機能も向上する」というイメージがあるみたいだね。

たしかに温めれば血液循環がよくなる。子宮近くの卵巣も温まり、血流がよくなるけれど、それは不妊リフレと同じ原理だよね。結果論であって、子宮の温めが直接効いているわけじゃない。

不妊は子宮に問題があるケースよりも、**卵子の劣化が原因**であるほうがはるかに多いんだ。

また、温める方法にも注意が必要。
ホメオスタシス（恒常性機能）って言葉を聞いたことがある？
人間には急激な変化にもカラダがついていけるように、カラダが現在の状態を維持しようとする生体維持システムが備わっている。

それを無視して強制的に子宮を温めると、どうなるか？

カラダは元の状態に戻ろうと必死になる。温度変化が急激であればあるほど、反動で元の温度より下がる可能性が大きくなってしまう。

温めるべきところは子宮ではなく手足がいい。仮にリバウンドが起こっても、冷えるのは手先足先だけ。子宮や卵巣にはなんら問題がない。

しかも、末梢への刺激は自律神経の調整に期待ができるから、リバウンドしても自律神経のバランスが整うことで冷えの改善に有効なんだ。不妊リフレマッサージも手足にアプローチしているよね。

沖縄での3日間に戻ったような気持ちだった。コウ先生とはまた違った角度で、自分の知らなかったことを次々と教えてくれる。

「青井先生も不妊リフレのことをご存じなんですね」

「コウちゃんのレクチャーを受けたからね。少し昔話になるけど、おれたちは同じ病院で働いていたんだ。ある日、コウちゃんが不妊治療の担当医に言ったわけよ。『ステップアップ治療を今後一切やめてくれ』ってね」

「それ、コウ先生が言っていました。ステップアップで唯一アップするのは、病院が受け取るお金だけだって」

「考えもしなかったことだけど、カルテを見返したら、ほんとうにそうなっているんだもん。驚いたよ」

「それでどうなったんですか？」

「でもね、引き返せないんだよ。患者にも説明がつかないし、抱えているスタッフのことまで考えたら治療方針を変えられるはずがなかった」

「ひどい！　スタッフさんや患者さんへの裏切りじゃないですか！」

「そうだよね。でも、この業界にどっぷり浸かってたら、気づかないもんなんだよ。その先生も言葉では理解していた。しかし、病院の方針が変わるどころか、コウちゃんはクビにされちゃったもんね」

「意見が合わなかっただけで？」

「というより、コウちゃんが腕を上げれば上げるほど、儲からなくなっていることに病院側が気づいたんだ」

「なんか嫌なスパイラルですね」

「じつはコウちゃんがいちばん心配してたのが、その部分だったんだ。成績を出さないことが、病院の収益になるって気づいていたんだよね」

「いまの日本でそんなことってあるんですか？」

「おれたちのところにあったんだ。ほかの病院でも同じ現象は起きてると思う。

その後、コウちゃんが独立して、レクチャーに参加させてもらったんだ。衝撃を受けたよ。細胞の基本的なことが語られていて、コウちゃんって細胞としゃべることができるんじゃないかって疑ったもん」

「コウノトリが教えてくれたって、冗談めかして言ってました」

「おれ、医者として恥ずかしくなっちゃってさ。あの人間嫌いのコウちゃんが、不妊を解消するために、患者さんのカラダを通り越して細胞の声を聴こうとしていたんだもん。それでおれもその病院をやめることにしたんだ」

「えっ、やめちゃったんですか？」

「うん、そして今に至るってわけ。コウちゃんが現役のときに直接指導したっていう後輩の胚培養士を紹介してくれてね。産科だけじゃなくて不妊治療もスタートできた。もちろん、培養室には最新の設備をそろえているよ」

Q3　鍼灸・整体・漢方で不妊は解消できるの？

「子宮は冷えていない」と聞いて驚いたかもしれないね。治療の本質を間違えると、よいと思っていたことが突然、無駄なことに転落していく。「妊娠しやすいカラダづくり」を目的に、鍼灸、整体、漢方、セラピーなどを利用している人も多い。

もちろん、使い方によってはかなり効果がある。

ただ、ほぼ100パーセントの施設が共通して子宮の温めを合言葉に施術をおこなっている。

子宮の温めを求める意味はないし、「子宮が冷たい→子宮を温める」という発想自体が短絡的で、補完代替医療としての役割を見失っている。

着眼点が本質からズレてしまっている。

そのズレを修正し、賢く利用するアドバイスをしよう。

不妊治療中であることを言わない。

これだけだ。

補完代替医療には、免疫力を高めたり、自然治癒力を向上させる以上の効果は期待せずに、各施設を利用したほうがいいよ。


「妊娠できると言ってくる施術者はニセモノ。勇気をもって断ろう」

青井先生はきっぱりと言った。

「わかりました。これからは不妊治療中であることは言いません」

「ところで、亜樹さんは中学校の先生だったよね？」

「はい、そうです」

「じつは不妊症が起こりやすい職業に当てはまっているよ」

「えぇ、どういうことですか？」

「うちの不妊外来に来られる患者さんにかぎってのデータだけど……」

Q4　不妊になりやすい職業って？

不妊になりやすい職業がある。

第1位　保育士（0歳児担当）
第2位　看護師（オペ室・外来担当）
第3位　教員・教師
第4位　レジ係
第5位　美容師

この結果から見えてくる特徴は**トイレに行く時間がない職業**であること。不妊リフレで言っていることにもつながるね。

そして、トイレに行けない対策として、**彼女たちが共通してとっていた行動が水を飲まない**というものだったんだ。

水を控えることで、細胞の浄化機能がうまく働かない。
細胞内の汚れを取り除いてくれる体液がドロドロになるからだ。

さらさらの血液を手に入れることは、妊娠するための最低条件。

きれいな水を飲むことにより、腎臓で幾度となく血液が洗われる。
その血液が卵巣および周辺細胞を洗浄してくれるんだ。
血液やリンパ液がきれいになればこそ、不妊リフレマッサージも効果を発揮するだろうね。

「水飲みは今もがんばって続けています」

「いいね。その調子！」

「単純な疑問なんですけど、不妊リフレをやれば、不妊治療を受けなくてもいいんじゃないですか？　わたしのように年齢的なことも考えて、体外受精を望むという人以外は」

「そうだね。ただ不妊リフレはすべての問題を解決できるわけじゃない。産婦人科に相談したほうがいいこともある」

Q5　体質改善でも妊娠しないケースはあるの？

両卵管が詰まってる、あるいは**両卵管がない**（過去に子宮外妊娠などにより切除した場合）は、はじめから体外受精を選択することになる。なぜなら、卵子が子宮まで辿り着けないからだ。

体外受精は、卵子と精子をひとまず体外に取り出してから、受精させて適切な状態まで体外で育て（通常2日～5日）、ふたたび子宮内に戻すことになる。

つまり、卵管部分での卵子の生活を、体外で過ごさせるんだ。

また、**精子の数が極端に少ない場合**も、自然妊娠は難しいので体外受精（顕微授精）が唯一の選択肢だ。

卵子と精子の受精には、一定数以上の精子が必要だ。精子の頭部から放出されるたんぱく質を分解する酵素（アクロシン、ヒアルロニダーゼ）の量に影響するからだ。

精子が卵子を覆う膜を突き抜けるのに、かなりの量の酵素を必要とする。その酵素量の確保には、一般的に2000万匹以上の精子が射精時に必要だと言われている。

精子の数は男性側の体調にも左右されるので、正確な基準はないけど、極端に少ない場合（たとえば数万匹レベル以下）だと、やはり体外受精を選択したほうが妊娠には近道だろう。

また、夫婦関係をもちたくないといった場合も、人工授精あるいは体外受精の適応だ。

「ありがとうございました。沖縄での3日間に戻ったみたいでした」

「いえいえ、これからもがんばって不妊リフレを続けてね。体外受精の成功率を上げるのは、なんといっても体質改善だから」

「はい。しかし、青井先生とコウ先生ってほんとうに考え方が似てますよね！　いつも患者さんのほうを向いてくれている」

「そうかな」

「やっぱり不妊治療に必要なのは、お金より愛ですよね？」

「違うよ笑。〝愛〟も〝お金〟も、勝ち負けではないんだ。ただただ、そこに存在するだけ。愛やお金に執着しちゃうと、目の前の事実が見えなくなっちゃう。愛やお金が感情をもっているわけではなくて、その存在に自分たちで勝手に意味づけしてるだけだからね。

でもね、そこには絶対に動かせない真実があることに気づいたんだ。愛とか憎しみとか駆け引きとか以前に、わたしという存在と目の前に向かい合っているあなたという存在があるんだよね。つまり人間関係がスタートしているってこと。そこに愛を添えるのか、お金でつながるのかが問題なだけで」

「青井先生は、コウ先生との人間関係をどんな言葉で解釈してるんですか？」

「恥ずかしくて言えないよ～」

「ずる～い。教えて、教えて！」

「う～ん……。ダサくて泥臭い人間関係って言葉を、愛っていうきれいな言葉で包み込める人って、すばらしいと思うよ」

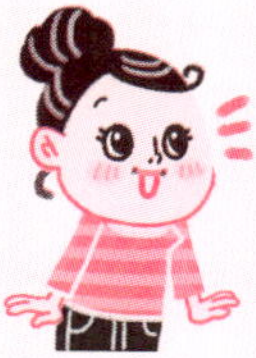

〈第6章まとめ〉

・サプリメントはほかの臓器が消耗するのでプラスの効果は期待できない

・子宮ではなく手足から温めることでリバウンドがなくなる

・鍼灸・整体・漢方は免疫力や自然治癒力を向上させるために利用する

・さらさらの血液は不妊リフレマッサージ効果も高める。水飲みとトイレに行く回数を増やそう

・卵管に問題があるケース、精子の数が極端に少ない場合は体外受精を選択する

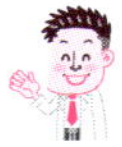

エピローグ　幸せはつくることができる

青い鳥クリニックに通いはじめて、体外受精に2回挑戦したけれど、結果はダメだった。現実はそう甘くはない。

気づけば沖縄に行ってから1年が経っていた。

それでも体質改善は地道に続けている。

診療室ではじめて青井先生と会ったときのやりとりを思い返す。

「幸せの青い鳥って、幸せを運ぶのが仕事ではないんだ。幸せな人に寄り添っているだけなんだよ」

「じつは身近にいたって話でしたよね」

「そう思われているけれど、ほんとうの結末は違う。青い鳥は見つかった瞬間に窓から外へ飛び出してしまうんだ」

「えっ？　そうなんですね。知らなかった」

「だから『幸せは永遠に手に入らない』って考える人もいるけど、ぼくはこう考えている。青い鳥は、幸せな人の近くでずっと幸せのお裾分けをもらっていたんだ。そして、あるとき、羽をいっそう輝かせて美しく羽ばたかせる。その姿を見た人々は希望や勇気をもらい、歩み出す力にしていくんだ」

「へぇ、すてきな解釈ですね」

「この物語がほんとうに伝えたかったことは、幸せは自分たちでつくり出せるってことなんじゃないかな」


コウ先生ががんばるほど、青井先生のところでお産をお願いする人が増える。

青井先生ががんばるほど、希望をもちコウ先生のもとへ足を運ぶ人が増える。

きっとコウノトリが幸せをつくり、青い鳥がそれを見守り広めるのかな……。


「宮本さーん、どうぞ」

いつもどおり、自分の名前が呼ばれる。

診察室に足を踏み入れると、青井先生がいつもの元気な笑顔で迎えてくれた。

「お待たせしちゃったね。それにしても、コウちゃんのところに集まる人たちは、ほんとうにいい表情してるよね。卵子の状態がよくなるのも納得だよ」

「そうですか……。今日もよろしくお願いします」

「おめでとう、妊娠してるよ」

「えっ？」

「とうとう、幸せの青い鳥が亜樹さんのところにもやってきたね」

「わたし、血液検査しかしてないですよ？」

「その検査結果がプラスだったんだ」

うそだ……。

だって今回は体外受精もしてないのに……。

「不妊リフレ、まじめにやってたんでしょ?」

「はい……」

「じゃあ、不思議でもなんでもないよ。おめでとう。今度は産科外来で会おう」

はじめての妊娠だ。しかも自然に。

「ありがとうございます。ありがとうございます」

うまく言葉が出てこない。

ひたすら感謝の気持ちを伝えながら、涙がとめどなくあふれる。

人生でこんなにも幸せなことがあるなんて……。
卵子は生まれてくるまで、わたしの一部。
その言葉は、何より私自身を大事にしてほしいというものだった。
メッセージに勇気をもらったのはわたしだ。

ありがとう。

わたしのプレゼントを受け取ってくれたね。
これからもずっとあなたを、私自身を大切にして生きていくね。

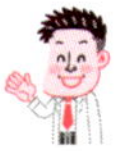

おわりに

亜樹さんたちのお話、いかがだったでしょうか?

このストーリーは、わたしが接してきたクライアントの方々を基に、一部脚色を加えています。

私たちの物語は、卵子と精子の出会いからはじまります。

細胞関係の円滑さが、その鍵となるわけです。

胚培養士の仕事は、その関係が円滑になるよう、お手伝いをすることです。

では、細胞が成長したあとはどのようになるのでしょうか?

細胞関係から人間関係へと舞台を移します。
師弟関係、隣人関係、友人関係、同僚関係……。そして、夫婦関係。
成長した人間関係には、さまざまなかたちが存在します。
夫婦関係の円滑さが、妊娠に直結することは言うまでもありません。

では、細胞関係は、人間関係に移ったあとに消えてしまうのでしょうか?
そんなことはありません。
人間関係はカラダの外に現れた現象です。
内側では、細胞関係がしっかりと続いています。

カラダの内に目を向けてください。自分自身と細胞、そして細胞同士、けっして切ることのできない関係です。

細胞の声を聴き、それを素直に受け入れる。

体質改善とは、つまり細胞との対話です。

卵子の劣化は、ただただ言葉をもたない卵子からのメッセージなのです。その翻訳会が、コウノトリ整体院でおこなわれていたにすぎません。

言葉をもたない卵子の声に耳を傾け、言葉をもつ目の前のパートナーの声に耳を傾ける。今、この瞬間から行動に移してみようではありませんか。

理解者、応援してくれる方々はたくさんいます。

推薦を寄せてくださった池川明先生がおっしゃる胎内記憶には、細胞記憶とも言える情報が大量に見られます。卵子の存在を強く感じずにはいられません。

同じく坂井学先生は、整形外科医でありながら、細胞レベルでの体質改善に造詣が深い、経絡を用いての調整を現場で実践されている強い味方です。

また、次に紹介する方々は、あなたを支える最強の協力者たちです。

鍼灸・整体スタジオON（山田典史）北海道苫小牧市
ホリスティックマタニティケア協会（安藤伸子）神奈川県横浜市
女性のお悩み専門サロン　Grace グレイス（鮎川忍）東京都豊島区
女性のための整体　MIYABI（谷本雅）東京都目黒区
GAIA 鍼灸整骨院（今井健）東京都江戸川区西小岩
安心堂ふれあい接骨院・鍼灸院（佐藤勇夫）東京都江戸川区平井
Aromarm（アロマーム）（和田妹奈）東京都町田市
Natural Fasty（岡村洋枝）東京都中央区勝どき
株式会社エイチプラス「ハートラボ」（太田佳孝）静岡県静岡市
助産院　ゆずさん家（杠幸重）静岡県伊豆市
子どもと行けるお家サロン　ぶどうのき（樽本敦子）京都市西京区
うめもと鍼灸整骨院（梅本桂久）和歌山県紀の川市

ふじかわ鍼灸院（藤川圭一）兵庫県豊岡市
東心斎橋整体院・はりきゅう院（韓朋広）大阪市中央区
Lefty smile（岡田沙織）大阪市平野区
豊中愛整骨院・鍼灸院（内田泰文）大阪府豊中市
かたの夢整体院（山本滋）大阪府交野市
鍼灸・整骨　壷々（ここ）（橋本大輔）福岡県福岡市
ホリスティックサロン　フォレスト（仲本将也）沖縄県宜野湾市
よんな～ よんな～ Yoga & Life（まじまなおこ）沖縄県今帰仁村

この本が世にでるきっかけは、前田先生と木暮太一氏によりいただきました。この場に代えて厚く御礼を申し上げます。またマッサージ方法の監修をしていただいた秋月優子さん、本気で不妊治療の現状を変えたいと願い、本書を出版してくださったアチーブメント出版の青木仁志社長、編集の白山裕彬さんも真の協力者です。

今のあなたは、愛する人を幸せにしてあげたい。
雲の上からあなたを探している赤ちゃんに早く会いたい。
そんな気持ちでいっぱいだと思います。

お母さんがお子さんにできる最初のプレゼントは、命の種を輝かせること。
卵子の質をよくすることです。
歩み出す力はあなた自身に備わっています。

この本があなたの物語のはじまりです。
決して1人ではありません。
最高の贈り物を、これから一緒につくっていきましょう。

２０１５年10月

仲宗根　康

仲宗根康（なかそね・やすし）

1972年1月26日生まれ。沖縄生まれ沖縄育ち。

琉球大学農学部を卒業後、アメリカに留学。帰国後、IT系企業に勤めたのちに胚培養士として15年間で1000例以上の体外受精および人工授精に携わる。

その後、独立して整体院を開業。不妊治療の常識を覆す数々のアプローチにより、年齢に関係なく妊娠率81パーセントという高い実績で、全国のクライアントから毎日妊娠報告が届いている。

全国から訪れる不妊で悩める人たちに本物の情報・技術・知恵を伝えるため、2014年に一般社団法人日本メディカルリフレ協会を立ち上げる。理事長として「正しい情報を得て実践すれば卵子は若返る」をモットーに、全国各地で講演活動を続けている。

仲宗根康公式サイト　http://baiyousi.jp
一般社団法人日本メディカルリフレ協会　http://medicalrefle.jp

アチーブメント出版
公式ツイッター　@achibook
公式フェイスブックページ　http://www.facebook.com/achibook

妊活に不妊治療はいらない
～産婦人科医も知らない妊娠の新事実～

2015年（平成27年）11月 1日　第1刷発行
2020年（令和 2 年）11月 6日　第7刷発行

著　者　仲宗根康
発行者　青木仁志
発行所　アチーブメント出版株式会社
〒141-0031　東京都品川区西五反田2-19-2　荒久ビル4F
TEL 03-5719-5503／FAX 03-5719-5513
http://www.achibook.co.jp
装丁――萩原弦一郎（デジカル）
イラスト――小松亜紗美（Studio CUBE.）
本文デザイン――朝日メディアインターナショナル株式会社
撮影――shuntaro
モデル――長瀬綾
印刷・製本――シナノ書籍印刷株式会社

ISBN 978-4-905154-90-7

アチーブメント出版の本

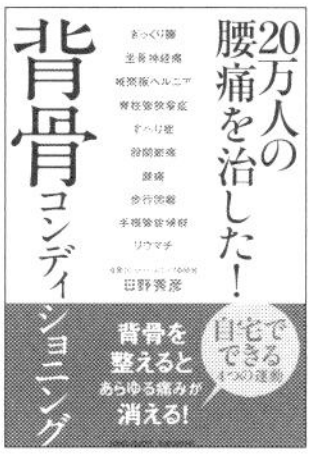

20万人の腰痛を治した！　背骨コンディショニング

どこに行っても治らなかった痛みは神経の圧迫ではなく引っ張りが原因だった！　あらゆる痛みが消える4つの運動

日野秀彦　著

本体価格1200円＋税　B6変形版・並製本・184頁

ISBN978-4-905154-72-3

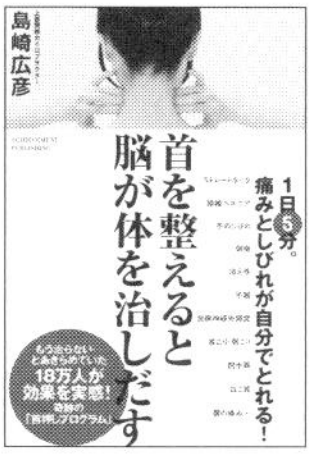

首を整えると脳が体を治しだす

「もう治らない…」とあきらめていた18万人が効果を実感！　自然治癒力を高める奇跡の「首押しプログラム」

島崎広彦　著

本体価格1100円＋税　B6変形版・並製本・176頁

ISBN978-4-905154-79-2

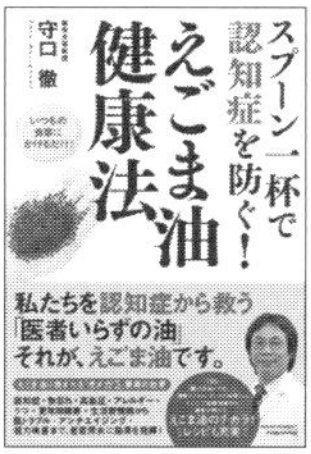

スプーン一杯で認知症を防ぐ！　えごま油健康法

油の研究ひと筋18年！　麻布大学の「Dr.オメガ3」守口徹先生が明かす、えごま油のチカラ。

守口徹　著

本体価格1300円＋税　四六版・並製本・208頁

ISBN978-4-905154-87-7

アチーブメント出版の本

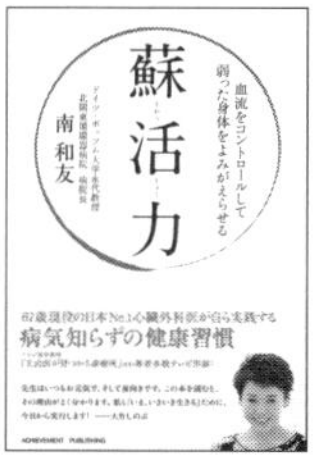

蘇活力～血流をコントロールして弱った身体をよみがえらせる～

たった1つのことを心掛けて暮らせば、日常が自然と〝元気〟に彩られていく。67歳現役の心臓外科医が自ら実践する病気知らずの健康習慣

南和友 著

本体価格1100円＋税　変形四六版・並製本・196頁

ISBN978-4-905154-57-0

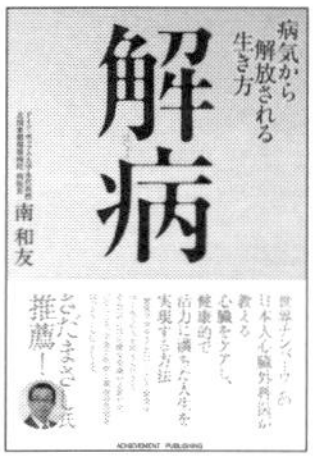

解病～病気から解放される生き方～

世界ナンバーワンの日本人心臓外科医が教える心臓をケアし、健康的で活力に満ちた人生を実現する方法！

南和友 著

本体価格1400円＋税　四六版・並製本・212頁

ISBN978-4-905154-06-8

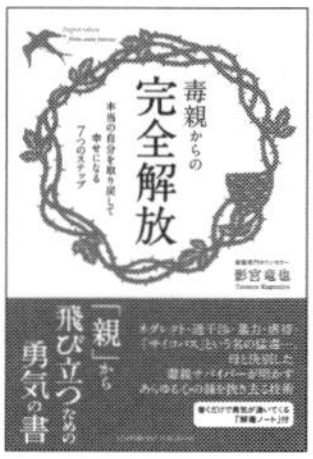

毒親からの完全解放～本当の自分を取り戻して幸せになる7つのステップ～

マイナス思考・心のモヤモヤ・うまくいかない人間関係……。生きづらさの原因の9割は親との関係にあった！

影宮竜也 著

本体価格1400円＋税　四六版・並製本・288頁

ISBN978-4-905154-69-3